Guangzhou
Volunteer College

防疫志愿服务培训教材

共青团广州市委员会
广州市团校　　编
广州志愿者学院

南方日报出版社
NANFANG DAILY PRESS
中国·广州

图书在版编目（CIP）数据

防疫志愿服务培训教材 / 共青团广州市委员会，广州市团校，广州志愿者学院编. — 广州：南方日报出版社，2020.3
ISBN 978-7-5491-2166-3

Ⅰ. ①防… Ⅱ. ①共… ②广… ③广… Ⅲ. ①日冕形病毒－病毒病－肺炎－预防(卫生)－志愿－社会服务－中国－教材 Ⅳ. ①R563.101 ②D669.3

中国版本图书馆CIP数据核字(2020)第031561号

FANGYI ZHIYUAN FUWU PEIXUN JIAOCAI

防疫志愿服务培训教材

编　　者：共青团广州市委员会　广州市团校　广州志愿者学院
出版发行：南方日报出版社
地　　址：广州市广州大道中289号
出 版 人：周山丹
责任编辑：张　高　李　哲
责任技编：王　兰
装帧设计：肖晓文
责任校对：裴晓倩
经　　销：全国新华书店
印　　刷：广州市岭美文化科技有限公司
开　　本：889mm×1194mm　1/32
印　　张：4.75
字　　数：100千字
版　　次：2020年3月第1版
印　　次：2020年3月第2次印刷
定　　价：38.00元

投稿热线：（020）87360640　读者热线：（020）87363865
发现印装质量问题，影响阅读，请与承印厂联系调换。

编委会

序

新冠肺炎疫情发生后，党中央高度重视，迅速作出部署，全面加强对疫情防控的集中统一领导，习近平总书记亲自部署、亲自指挥，多次召开会议、多次听取汇报、作出重要指示，强调“以更坚定的信心、更顽强的意志、更果断的措施，紧紧依靠人民群众，坚决把疫情扩散蔓延势头遏制住，坚决打赢疫情防控的人民战争、总体战、阻击战”。党中央印发了《关于加强党的领导、为打赢疫情防控阻击战提供坚强政治保证的通知》，要求“把党的政治优势、组织优势、密切联系群众优势转化为疫情防控的强大政治优势，确保党中央重大决策部署贯彻落实，让党旗在防控疫情斗争第一线高高飘扬”。共青团中央发布《关于坚持党的领导，全团动员，在防控疫情阻击战中充分发挥共青团生力军和突击队作用的通知》，要求共青团“听从党的号令，坚持全团动员，积极投身阻击疫情的重大政治任务”。目前，志愿服务已成为动员广大市民、党员团员参与防疫工作的有效途径。

面对突如其来又来势汹汹的新冠肺炎疫情，广大防疫志愿者的燃

第二部分 防疫志愿者安全防护知识

第三部分 防疫志愿服务专业知识

第一部分
志愿服务通用知识

Guangzhou
Volunteer College

第一章
认识志愿服务

2019年7月24日，习近平总书记致中国志愿服务联合会第二届会员代表大会的贺信中指出“志愿服务是社会文明进步的重要标志”，希望“广大志愿者、志愿服务组织、志愿服务工作者立足新时代、展现新作为，弘扬奉献、友爱、互助、进步的志愿精神，继续以实际行动书写新时代的雷锋故事”，体现了习近平总书记对志愿服务工作的高度肯定，并寄予了殷切期望，为推进新时代志愿服务工作指明了方向、提供了遵循的原则。

第一节　志愿服务精神

一　志愿者——新时代的活雷锋

“志愿者”一词的英文拼写为volunteer，来源于拉丁文voluntās，意为“意愿”。在西方，志愿者被认为是在职业之外，不为任何物质报酬的情况下，为改进社会而提供服务、贡献个人的时间及精神的人。

2017年12月1日，我国第一部关于志愿服务的专门性法规《志愿服务条例》正式实施。《志愿服务条例》将志愿者定义为：以自己的时间和知识、技能、体力等从事志愿服务的自然人。在我国港澳台地区，志愿者又被称作“义工”或“志工”。

二　志愿服务

《志愿服务条例》指出，志愿服务是指志愿者、志愿服务组织和其他组织自愿，无偿向社会或者他人提供的公益服务。该条例还明确规定：“开展志愿服务，应当遵循自愿、无偿、平等、诚信、合法的原则，不得违背社会公德、损害社会公共利益和他人合法权益，不得危害国家安全。”

第二节　志愿服务文化

一　志愿服务标识

中国志愿服务标识以汉字“志”为基本原型，以中国红为基本色调，以鸽子、红心、彩带为基本构成，蕴含丰厚的中国传统优秀文化，寓意中国特色的志愿服务事业红红火火。标识的上半部分是一只展翅高飞的鸽子，象征着和平、和谐与追求梦想；下半部分是中国书法中草书的“心”，同时也是一条飘逸的彩带，象征着志愿者将爱心连接在一起，奉献、友爱、互助、进步，为实现中国梦贡献力量。

中国志愿服务
China Volunteer Service

中国志愿服务标识

中国青年志愿者标识的整体构图为心的造型，同时也是英语“青年”（YOUTH）的第一个字母“Y”；图案中间既是手，也是鸽子的造型，与红色的背景构成爱心图案。标识寓意中国青年志愿者向社会上所有需要帮助的人奉献一片爱心，伸出友爱之手，面向世界、奔向未来，表现青年志愿者“热心献社会，真情暖人心”的主题。

中国青年志愿者标识
——心手标

二　志愿者节日

（一）国际志愿者日——12月5日

1985年，第40届联合国代表大会确定从1986年起把每年的12月5日规定为“国际志愿者日（IVD）”。它是联合国法定的“国际志愿者日（国际志愿人员日）”，我国港澳台地区称作“国际义工日”。如今已有100多个国家和地区在这一天集中开展志愿服务活动，国际志愿者日作为国际志愿服务活动的重要标志已经深入人心。

（二）中国青年志愿者服务日——3月5日

2000年，共青团中央、中国青年志愿者协会共同决定把每年的3月5日作为“中国青年志愿者服务日”，组织青年集中开展内容丰富、形式多样的志愿服务活动。

三　志愿者歌曲

（一）中国青年志愿者之歌

《中国青年志愿者之歌》是一首专门为志愿者创作，歌颂“奉献、友爱、互助、进步”的志愿者精神的歌曲。歌曲由刘京山作词，臧云飞作曲，于2012年10月3日在中国人民大学75周年校庆晚会上被首次唱出。

（二）广州志愿者之歌《一起走》

2008年，广州青年志愿者协会向社会公开征集广州志愿者主题歌曲，吸引了一大批志愿者及音乐创作爱好者热情参与，最终选定了由陈小奇作词作曲的《一起走》作为广州志愿者之歌。

第三节　志愿服务礼仪

一　志愿礼

志愿礼是志愿者的专属礼仪，源于广州并在全国推广。其整体要求是：动作整齐，节奏明快，声音响亮。

行礼规范：

1．站立：双脚并立，双手自然垂放。

2．手指：右手四指并拢，虎口张开，伸展成中国青年志愿者标志形状。

3．右臂：慢慢抬举，移至左胸口心脏处，手臂架起成90度。

4．手掌：与左胸口留有半个拳头距离，手掌握成拳，保持大拇指向上。

5．口号：我志愿，我快乐，用心服务我最棒！

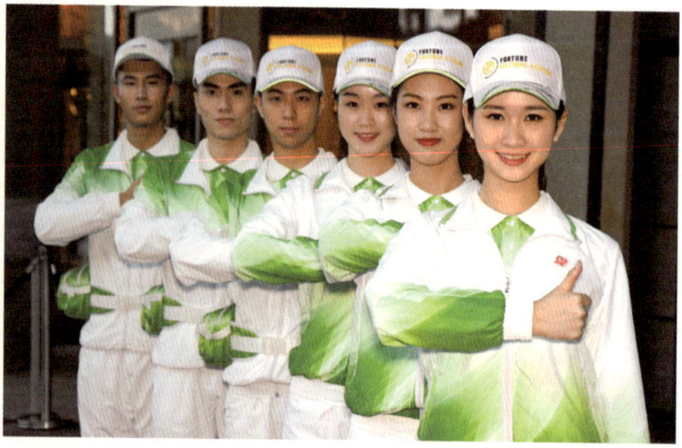

志愿礼

二　仪容礼仪

1. **仪容。**基于防疫志愿服务工作需要，志愿者需特别注重个人卫生，做到发型整洁、口腔洁净、修饰自然，男士注意每日剃须，留短发；女士应束发或盘发。

2. **服饰。**志愿者上岗时统一穿着志愿者服、工作服或防护服，着装要保持干净整洁。不宜佩戴首饰，可使用简易腰包以便放置工作资料、额温枪等上岗必需物品和少量个人物品，佩戴工作证。党员、团员志愿者要佩戴党徽、团徽。

三　表情神态

1. **眼神。**志愿者在服务过程中，难免要与服务对象进行目光的交流。此时，特别要注意注视对方的面部。在注视对方面部时，一般以注视对方的眼睛或眼睛到下巴之间的三角区域为好，表示全神贯注和洗耳恭听。在问候对方、听取诉说、征求意见、强调要点、表示诚意、与人道别时，皆可采用这样的注视方式。但是，注视时间不宜过久，否则双方都会比较难堪。当与服务对象相距较远时，一般应以对方的全身为注视之点。此外，在服务工作中，有时也会因为实际需要，而对服务对象身体的某一部分多加注视。

2. **笑容。**服务时满面笑容，可以为服务对象营造出一种轻松的氛围，同时也表现出志愿者对服务对象的重视与照顾。微笑的基本做法是：先要放松自己的面部肌肉，然后使自己的嘴角微微向上翘起，让嘴唇略呈弧形，在不牵动鼻子、不发出笑声、不露出牙齿的前提下，轻轻一笑。但在问候、致意、与人交谈时，以露出上排八颗牙齿的笑容比较亲和。

四 语言规范

1. 礼貌用语规范。遇到服务对象时应主动问候，例如，“您好！”“您好！有什么可以帮到您吗？”等。同时向被问候者主动施以见面礼，如注目、点头、微笑、握手等等。服务过程中，如有不清楚服务对象要求的，应使用必要的礼貌语言向其进行征询。当我们的服务不到位或出现差错时，应真诚地向服务对象道歉。常用的道歉用语主要有“抱歉”“对不起”“请原谅”等等。

2. 文明用语规范。在服务中，尽量多用雅语，即用词用语要力求谦恭、敬人、高雅，忌粗话、脏话、黑话、怪话与废话，以展示志愿者良好的素养。

五 其他要点

1. 停步站立，面向服务对象，切不可将自己的背部对着对方。头部可以微微侧向服务对象，但一定要保持面部的微笑，手臂可以持物，也可以自然下垂。在手臂垂放时，从肩部至中指应当呈现出一条自然的垂线。

2. 指引方向时要向前跨一步，身体前倾，手臂伸直、五指并拢直指应指方向，注意提醒台阶及脚下地势等。

3. 当发现群众需要服务时，要面带微笑向被服务对象提出服务请求，获得对方同意后再提供必要帮助。

4. 当服务对象在向自己询问时，要面带微笑、目光友善地看着对方，耐心听讲或做相应解答。

5. 当群众从身边走过时，要面带微笑、微微点头以示问候或做相应温馨提示，如“请慢走”“请注意脚下”等。

小贴士

在防疫期间，当遇到居民外出不戴口罩时，志愿者可以这样说：“戴口罩可能是有点麻烦，但病毒也怕麻烦啊！戴口罩更是为了大家的健康着想！”“戴口罩就是对您负责，也是对大家负责。”

当遇到居民对小区封闭式管理质疑时，志愿者可以这样说：“请主动配合我们检测体温，严格是为了你我平安。”“病毒越凶猛，我们越要团结，现在可要一条心啊！”

当遇到居民健康排查登记情况不配合时，志愿者可以这样说：“请如实填报信息，你的一点隐瞒，可能让很多人陷入危险。”

这些文明用语既是对志愿者的温馨提示，也是唤醒广大市民对防疫志愿服务的理解和宽容，让服务更有温度，让城市更加文明。①

①中国文明网.我们都是一家人 虹口推出防疫志愿服务文明用语［EB/OL］.（2020-02-18）［2020-02-20］. http://wm.shhk.gov.cn/hongkou/node3/n15/u1ai3202.html

第二章 志愿服务发展历程

新中国成立以来，志愿服务事业蓬勃发展。无论在过去抗击“传染性非典型肺炎”疫情中，还是在本次抗击新冠肺炎疫情中，广大志愿者们积极投身疫情防控第一线，谱写了感人的文明篇章，推动防疫志愿服务发展逐渐规范化、科学化、体系化。

第一节　志愿服务的兴起和发展

新中国成立之后，全国掀起“学雷锋”活动，是参与志愿活动的最主要表现形式。改革开放后，我国志愿服务进入了快速发展阶段。1987年，广州开通了全国第一条志愿服务热线——“中学生心声热线”。1989年，天津市和平区新兴街成立全国第一个社区志愿者协会。1990年，深圳市诞生全国第一个正式注册的志愿者社团——深圳市义务工作者联合会。1994年12月5日中国青年志愿者协会成立，这是我国最早促进志愿服务事业发展的全国性志愿服务组织。1999年，广东省颁布了关于志愿服务的地方性法规《广东省青年志愿服务条例》，标志着我国志愿服务法制化进程的开启。2008年是我国志愿服务发展历程中具有里程碑式意义的一年。当年，汶川地震发生后，全国各地志愿者纷纷参与紧急救援，民间志愿服务迅速发展；北京奥运会、残奥会期间，志愿者们热情专业的服务，赢得了国内外广泛认可，激发了全民参与志愿服务的热情。2017年，国务院出台了《志愿服务条例》，促进了志愿服务制度化和法制化建设。志愿服务成为新时尚，志愿服务事业逐渐成熟。

作为改革开放的前沿阵地，广州是我国志愿服务起步早、发展快、规模大的城市之一。新中国成立初期，广州青年志愿参加共产主义义务劳动与“学雷锋”运动。从1987年全国第一条“中学生心声热线”成立，到1995年广州青年志愿者协会应运而生，再到2010年广州亚运会亚残运会、2017年广州《财富》全球论坛、2019年亚太青年领导力与创新创业论坛等国际赛会论坛志愿服务的蓬勃发展，广州志愿服务打造出了“中学生心声热线”“友爱在车厢”“大拇指行动”“志愿服务广州交流会”“花城有爱、志愿同行”等一批全国首创的志愿服务品牌项目，涌现出钟南山、赵广军、李森等一群为志愿服务事业倾注心血、荣获全国奖项的先进志愿者。广州青年志愿服务不断地向着队伍专业化、阵地规范化、项目多元化、经验体系化和水平国际化的道路前进。

第二节 防疫志愿服务主要情况

一 志愿者参与抗击"非典"

2003年，面对突如其来的"传染性非典型肺炎"（以下简称"非典"）疫情，全国各级志愿服务组织迅速行动起来，宣传"非典"的预防、治疗和控制的科学知识，协助有关部门做好早发现、早报告、早隔离、早治疗工作，投入公共环境和社区环境的治理中。志愿者们到车站、码头、机场等地为乘客测量体温，参与应急留置、疫情监控等工作，进行保洁消毒，清理卫生死角，关怀"非典"患者和被隔离家庭，开通隔离区热线，帮助采购生活用品。医学院校的志愿者自愿报名到当地的疾控中心、急救中心接听热线，解答市民咨询。在农村"非典"防治工作中，志愿者参加群防群控，广泛开展科普宣传，积极组织助耕帮困，向生活陋习开战等一系列志愿服务中。

广州是当年全国抗击"非典"的主战场。共青团广州市委员会、广州青年志愿者协会、广州市少工委开展以"关心、爱心、信心，你我健康同行"为主题的"三心"行动，组织全市团员青年、青年志愿者、少先队员以实际行动参与防治"非典"系列宣传活动。各级团组织、青年志愿服务组织开展了"青年志愿者社区健康行"活动，深入各个社区，向居民发放防治“非典”宣传资料，宣传预防疾病的方法，清理社区卫生死角，喷洒防虫防蚊的药物。① 2003年5月4日，由1000多名青年志愿者组成的抗“非典”宣传义工队在广州成立，并开始上街宣传“非典”预防知识，为市政府指定的“非典”救治医院提供清洗空调等服务。在成立仪式上，义工队还向全市青少年发出了“投身社会实践，携手共抗‘非典’病魔”的倡议。②

二 志愿者参与新冠肺炎疫情防控

新冠肺炎疫情发生以来，全国各级志愿服务组织在防护宣传、政策宣传、专业医护、便民服务、防疫消杀、心理援助、社区排查、联防联控等方面发挥了积极有效作用，广大志愿者成为疫情防控战线上的一支重要力量。据统计，截至2020年1月31日，全国各地共青团组织共发动8.5万名志愿者参与防疫宣传热线接听、社区人员登记排查、安检消毒、心理咨询等工作。各级团委、青联、青企协已募集捐款22 704.48万元，募集捐赠物资总额22 836.21万元，用青年人喜闻乐见的方式及时传播权威信息、疫情辟谣信息和防控知识。③武汉是抗击新冠肺炎疫情的主战场。中宣部、中央文明办在武汉市启动实施“志愿服务关爱行动”，在全市范围内专项招募“志愿服务关爱行动”志愿者。广

①黄符伟．广州：展开“三心”行动［N］．中国青年报，2003-05-11.

②林炜．广州千名志愿者宣传抗“非典”［N］．中国青年报，2003-05-05.

③王鹏．共青团组织发动8.5万名志愿者参与疫情防控工作［EB/OL］．新华网．（2020-02-02）［2020-02-20］.http://www.xinhuanet.com/politics/2020-02/02/c_1125521993.htm

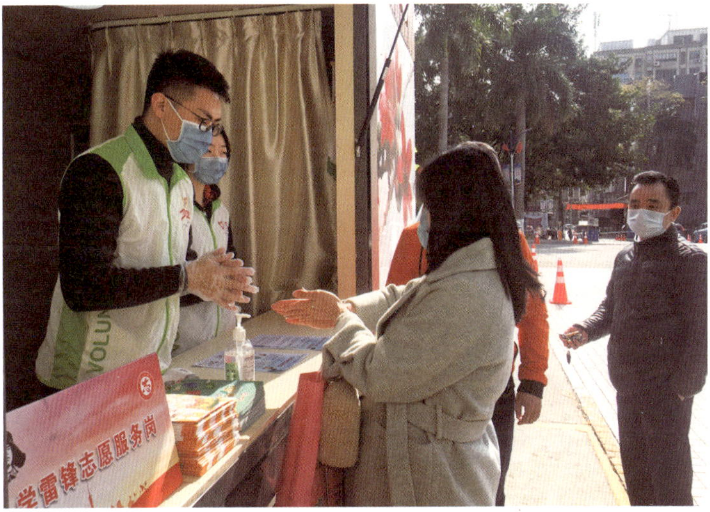

广州志愿者给市民群众示范正确的洗手方法

大市民积极参与，踊跃报名，截至2020年2月26日，报名人数已超过50 000，19 000多人通过审核上岗。[①]

面对新冠肺炎疫情，广州各级各类志愿服务组织和队伍有序开展志愿服务行动。按照广州市委、市政府的统一部署，共青团广州市委员会组织开展青年志愿服务、物资募集捐赠、复工复产暖企、心理关爱援助、团员青年突击和网络文明引导等六大行动。截至2020年3月2日，广州全市共组建团员青年突击队424支，发布疫情防控志愿服务项目1810

①王际凯. 志愿服务关爱行动：市民积极响应，5万人报名参与［N］. 湖北日报，2020-02-27.

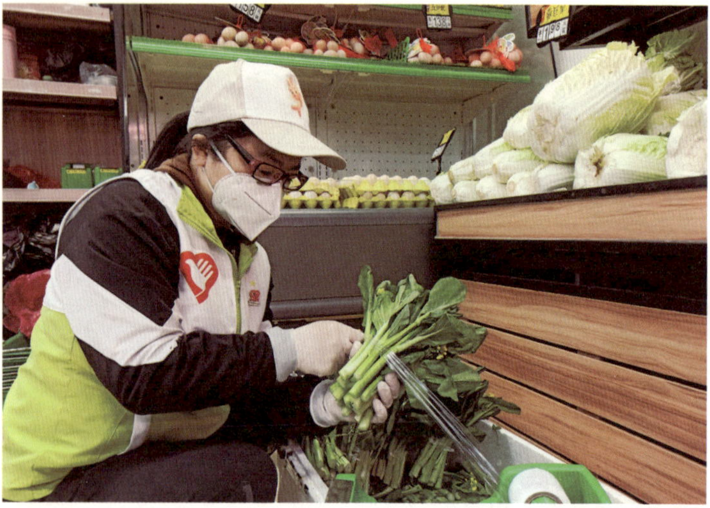

广州志愿者为居家隔离居民采购生活物资

个，累计上岗青年志愿者114 912人次。一是心理关爱有帮助。12355广州青少年服务台成立由社工和专家组成的“心理防疫”青年突击队。二是凝聚爱心齐出力。发动青年志愿者参与企业复工复产，以小爱之力共助“大家”战疫。三是村居防疫有参与。组织动员近30 000人次青年志愿者配合农村、社区开展防疫知识宣传、卫生死角清理、日常消毒、物资整理、防护用品发放、排查登记人口、测量体温等志愿服务。四是交通引导有秩序。组织青年志愿者进入火车站、公交车站、地铁站开展交通指引服务，在高速收费站、进入广州主要交通路口对过往人员进行24小时检疫及协助做好秩序维护。五是安全饮食有保障。招募青年志愿者为全市19个小鲜驿站门店提供体温检测、物资整理等便民服务，助力保障“菜篮子工程”。广州各个社区出入口、公交站口、交通路口处，都能看到志愿者为出入居民进行测温登记、引导居民佩戴口罩、为发热市民提供就医指引等。广州市志愿者协会“长者心声热线”为社区空巢老人提供疫情应对心理援助服务。

第三章 志愿服务法律法规及政策

贯彻落实依法治国基本方略，我国志愿服务相关法律法规和政策体系不断发展完善。面对本次新冠肺炎疫情，党中央、国务院高度重视，各级政府也出台了一些政策规范。作为一名防疫志愿者，应当认真学习相关法律法规及政策文件，努力提升法律素养，带头遵守法律法规，为抗击疫情营造良好的法治环境。

第一节 志愿服务相关法律法规及政策概述

为推动志愿服务的健康蓬勃发展，规范志愿活动的依法有序进行，我国出台了一系列法律法规和政策性文件。2008年中央精神文明建设指导委员会（以下简称“中央文明委”）印发《关于深入开展志愿服务活动的意见》，提出鼓励对志愿服务活动进行资助，形成多渠道、社会化的筹资机制；2014年中央文明委印发《关于推进志愿服务制度化的意见》，提出形成志愿服务工作合力，扩大志愿服务社会覆盖；2016年全国人民代表大会通过了《中华人民共和国慈善法》，将志愿服务纳入慈善立法；2017年国务院发布《志愿服务条例》，这是新中国成立以来首部系统的、全面的关于志愿服务的专门性法律规范，保障志愿者、志愿服务组织、志愿服务对象的合法权益，进一步指导志愿服务制度化、专业化发展。

2008年，广州市人民代表大会常务委员会审议通过了《广州市志愿服务条例》，在队伍组织管理、志愿者保障激励、服务阵地建设等方面发挥了制度保障作用。2011年，广州市委、市政府出台《关于进一步发展广州志愿服务事业的意见》，明确了发展广州志愿服务事业的重要意义及工作目标。自2016年《中华人民共和国慈善法》实施以来，广州市推动《广州市慈善促进条例》修订工作。2018年，《广州市社会工作服务条例》规定社会工作服务机构应为志愿者提供必要的培训、指导。2019年广州市人大常委会法制工作委员会编制的《广州市文明行为促进条例（草案）》，鼓励和支持参加志愿服务活动和依法设立各类志愿服务组织；相关单位应当为志愿者和志愿服务组织开展志愿服务提供便利和保障。

第二节 防疫相关法律法规及政策概述

1989年通过、2013年修订的《中华人民共和国传染病防治法》明确了传染病防治工作的方针原则和各项措施。2007年全国人大常务委员会审议通过的《中华人民共和国突发事件应对法》和2003年国务院发布的《突发公共卫生事件应急条例》，建立了应对突发公共卫生事件的快速处置机制。《中华人民共和国刑法》和《中华人民共和国治安管理处罚法》为疫情防控提供了法律上的底线保护，对扰乱疫情防控工作、严重危害社会安全的人予以法律制裁。《中华人民共和国国境卫生检疫法》及《中华人民共和国国境卫生检疫法实施细则》对出入境的人员在传染病防控过程中的法定义务、法定责任等作出规定。

新冠肺炎疫情发生后，党中央高度重视，迅速作出部署，全面加强对疫情防控的集中统一领导。2020年1月25日，党中央成立应对疫情工作领导小组，在中央政治局常务委员会领导下开展工作。2020年1月20日召开国务院联防联控机制首次会议。国家卫生健康委员会牵头建立应对新型冠状病毒感染的肺炎疫情联防联控工作机制（以下简称“联防联控机制”），成员单位共32个部门，形成防控疫情的有效合力。联防联控机制陆续制定出台了《近期防控新型冠状病毒感染的肺炎工作方案》《新型冠状病毒感染的肺炎疑似病例轻症患者首诊隔离点观察工作方案》《不同人群预防新型冠状病毒感染口罩选择和使用技术指引》《企事业单位复工复产疫情防控措施指南》等政策文件，有力有序、科学周密地指导疫情防控工作的开展。

国家卫生健康委员会也发布了一系列指导性文件，为疫情防控工作提供了科学指引。2020年1月20日，国家卫健委将新型冠状病毒感染的肺炎纳入《中华人民共和国传染病防治法》规定的乙类传染病，并采取甲类传染病的预防、控制措施；陆续出台《新型冠状病毒感染的肺炎防控方案》（简称“防控方案”）、《新型冠状病毒肺炎诊疗方案》（简称“诊疗方案”），截至2月23日，防控方案已经修订至第五版，诊疗方案已经修订至试行第六版，用于指导各地开展防控工作，以促进及时发现和报告新冠肺炎病例，了解疾病特征与可能的感染来源，规范密切接触者管理，防止疫情扩散蔓延。

广州市结合本市实际情况，也出台了一系列法规政策。2020年2月11日，广州市人民代表大会常务委员会通过了《关于依法全力做好新冠肺炎疫情防控工作的决定》。广州市防控新型冠状病毒感染的肺炎疫情工作指挥部于1月26日、1月30日、2月7日、3月2日连续发布通告，分别为《广州市防控新型冠状病毒感染的肺炎疫情工作指挥部通告（第1号）》《广州市防控新型冠状病毒感染的肺炎疫情工作指挥部通告（第2号）》《广州市防控新型冠状病毒感染的肺炎疫情工作指挥部关于进一步加强社区和农村疫情防控工作的通告(第3号)》《广州市新型冠状病毒肺炎疫情防疫指挥部关于进一步加强疫情防控工作的通告（第4号）》，为广州开展疫情防控提供了科学指引。

第三节　防疫志愿者法律素养

志愿服务及防疫工作相关法律法规和政策为志愿者从事防疫志愿服务提供了保障，志愿者应积极主动提高法律素养，在自觉学习了解相关法律法规的同时，带头守法，注意言行，避免违法违规。

一　善用法律法规维护权益

法律法规为志愿者从事志愿服务提供了坚强保障，防疫志愿者在开展志愿服务的过程中，若遇到权益受侵犯或损害的情形，可通过法律途径解决。

案例1：天津一女子未戴口罩并辱骂、殴打志愿者被拘留。2020年2月2日上午，一女子未戴口罩欲进入南开区广开五马路某市场。当防控疫情志愿者对其劝阻时，该女子拒不配合，并辱骂、殴打志愿者。公安南开分局接报警后，立即将该女子传唤至派出所。经审查，该女子徐某某（54岁，天津市人），对辱骂、殴打志愿者的事实供认不讳。目前，徐某某被公安机关依法行政拘留十日，并处罚款。①

①静海政务公众信息网．本市一女子未戴口罩并辱骂、殴打志愿者被公安机关依法行政拘留！［EB/OL］．（2020-02-04）［2020-02-24］．http://www.tjjh.gov.cn/news/system/2020/02/03/010091235.shtml

二 避免违法泄露涉疫信息

防疫志愿者要注意隐私防护，妥善保管好工作信息和相关个人信息，不得泄露服务对象个人隐私，不得违法散布患者个人信息。

案例2： 2020年2月6日，文山州人民医院3名医务人员、文山市人民医院2名财务人员因偷拍、散布新型冠状病毒肺炎患者病程信息，造成恶劣影响，被文山市公安局依法作出行政处罚。①

三 坚决做到不造谣不传谣

志愿者应恪守有关法律法规政策，不造谣、不信谣、不传谣，共同营造维护文明安全的网络空间与积极向上的社会风气。

案例3： 2020年2月23日，有网民发布“积水潭医院刚接到通知，要开始建方舱医院了，北京的疫情远比新闻报的严重，请各位日常做好防护工作！”相关消息，并称信息由积水潭医院内部传出。对此，警方经与有关部门核实，证实相关消息为虚假信息，后将信息发布者柴某（男，35岁）查获。经查，柴某并没有所谓内部信息来源，所发内容纯系个人编造，柴某将该信息发至微信群，后被转发，造成不良影响。违法人员柴某因虚构事实扰乱公共秩序，依法被海淀公安分局行政拘留。②

①熊强. 文山州5名医院工作人员泄露患者个人信息被处置［EB/OL］.（2020-02-08）［2020-02-20］. http://www.yn.xinhuanet.com/newscenter/2020-02/08/c_138765428.htm

②北京晚报. 散布疫情谣言27人被查处［N］. 北京晚报，2020-02-28.

四 自觉抵制营利性行为

《志愿服务条例》明确规定“开展志愿服务，应当遵循自愿、无偿、平等、诚信、合法的原则”。防疫志愿者不得以志愿者身份从事营利性活动或其他违背社会公德的活动。

案例4： 2018年7月，有部分志愿服务组织存在贩卖“志愿海南”信息平台志愿服务时长的行为，这种以志愿服务活动组织者的身份从事营利性活动的行为，严重损害了志愿者形象，违背了志愿服务精神与社会公德，在群众中造成了恶劣影响。海南省志愿服务联合会警告，禁止任何组织与个人买卖“志愿海南”信息平台志愿服务时长。对于参与买卖志愿服务时长的组织，一经查实，当即停用该团体账号；对于参与买卖志愿服务时长的个人，一经查实，当即清零全部时长。海南省志愿服务联合会将对违法乱纪者予以通报批评，并将情节恶劣者，移交公安、工商等有关部门依法追究责任。①

小贴士

防疫志愿服务相关法律法规及政策检索网站

1. 国务院联防联控机制官方文件汇总
   http://sousuo.gov.cn/column/49505/0.htm
2. 司法部法律法规数据库 http://search.chinalaw.gov.cn/
3. 国家卫生健康委员会官网 http://www.nhc.gov.cn
4. 中国疾病预防控制中心官网 http://www.chinacdc.cn/
5. 广东省卫生健康委员会官网 http://wsjkw.gd.gov.cn
6. 广州市卫生健康委员会官网 http://wjw.gz.gov.cn

①任明超．海南通告严禁买卖志愿服务时长［N］．中国青年报，2018-07-17.

第二部分

防疫志愿者
安全防护知识

Guangzhou
Volunteer College

第四章
认识传染病

传染病一直影响着人类社会的发展，禽流感、“非典”、埃博拉、乙型流感、新冠肺炎等传染病传播范围广、传播速度快、社会危害影响大，已成为全球公共卫生中的重点和热点问题。防疫志愿者应了解、认识传染病相关防控知识，提高志愿服务专业化水平。

第一节 传染病的基础知识

一 传染病的定义及类别

传染病（infectious diseases）是由各种病原体引起的能在人与人、动物与动物或人与动物之间相互传播的一类疾病。

根据《中华人民共和国传染病防治法》规定，传染病分为甲类、乙类和丙类。

甲类传染病是指鼠疫、霍乱。

乙类传染是指传染性非典型肺炎、艾滋病、病毒性肝炎、脊髓灰质炎、人感染高致病性禽流感、麻疹、流行性出血热、狂犬病、流行性乙型脑炎、登革热、炭疽、细菌性和阿米巴性痢疾、肺结核、伤寒和副伤寒、流行性脑脊髓膜炎、百日咳、白喉、新生儿破伤风、猩红热、布鲁氏菌病、淋病、梅毒、钩端螺旋体病、血吸虫病、疟疾。

丙类传染病是指流行性感冒、流行性腮腺炎、风疹、急性出血性结膜炎、麻风病、流行性和地方性斑疹伤寒、黑热病、包虫病、丝虫病，除霍乱、细菌性和阿米巴性痢疾、伤寒和副伤寒以外的感染性腹泻病。

国务院卫生行政部门根据传染病暴发、流行情况和危害程度，可以决定增加、减少或者调整乙类、丙类传染病病种并予以公布。

对乙类传染病中传染性非典型肺炎、炭疽中的肺炭疽和人感染高致病性禽流感，采取本法所称甲类传染病的预防、控制措施。其他乙类传染病和突发原因不明的传染病需要采取本法所称甲类传染病的预防、控制措施的，由国务院卫生行政部门及时报经国务院批准后予以公布、实施。

二 传染病传播的基本环节①

传染病能够传播和流行，必须具备三个基本环节，即传染源、传播途径和易感人群。

传染源，顾名思义就是传染病的“源头”，是指体内有病原体，并且能排出病原体的人和动物，包括受感染的人或者动物以及病原体携带者（体内有病原体，但没有临床症状）。

传播途径就像一座桥梁，连接着传染源和易感人群，它是指病原体离开传染源到达另一个易感者的渠道。常见的传播途径包括呼吸道传播、消化道传播（食品、水源和食具）、接触传播、虫媒传播以及血液体液传播等，这些方式都属于水平传播的范畴；而垂直传播是指婴儿在出生前就已经从母亲或父亲获得的感染，包括母婴传播和父婴传播。

易感人群是指对某种传染病的病原体缺乏免疫力而容易感染该病的人群。易感人群常指体质较弱或者免疫力相对低下的群体，但有些传染病对人群普遍易感，如新型冠状病毒。

①张湘瑜，王轶娜，李艳群. 新型冠状病毒感染的肺炎防控知识100问［M］. 长沙：中南大学出版社，2020.

第二节　新型冠状病毒肺炎的基础知识

20世纪60年代中期，人类冠状病毒首次被发现，这是一组能引起人和动物呼吸系统感染的病毒。患者表现从普通感冒到重症肺部感染不同，例如中东呼吸综合征（MERS）和传染性非典型肺炎（SARS）。

新型冠状病毒是一种先前尚未在人类中发现的冠状病毒，如此次武汉的新型冠状病毒肺炎（简称：新冠肺炎，COVID-19）就是由此病毒引起的。2020年1月20日，国家卫生健康委员会将新冠肺炎纳入《中华人民共和国传染病防治法》规定的乙类传染病，并采取甲类传染病的预防、控制措施。

一　新冠肺炎的传播途径

新冠肺炎的传播需要三个基本环节：传染源、传播途径和易感人群。

传染源主要是新型冠状病毒感染的患者，无症状感染者也可能成为传染源。

根据国家卫生健康委员会发布的《新型冠状病毒肺炎防控方案（第五版）》，新冠肺炎的主要传播途径有：经呼吸道飞沫和接触传播，在相对封闭的环境中，长时间暴露于高浓度气溶胶情况下，存在经气溶胶传播的可能，其他传播途径尚待明确；人群普遍易感。

病毒对紫外线和热敏感，在56℃的温度下暴露30分钟，乙醚、75%乙醇、含氯消毒剂、过氧乙酸和氯仿等脂溶剂均可有效灭活病毒。

二 新冠肺炎的临床症状

新冠肺炎起病以发热为主要表现，可合并轻度干咳、乏力、呼吸不畅、腹泻等症状，流涕、咳痰等症状少见。部分患者起病症状轻微，可无发热，仅表现为头痛、心慌、胸闷、结膜炎、轻度四肢或腰背部肌肉酸痛。部分患者在一周后出现呼吸困难，严重者病情进展迅速。多数患者愈后良好，少数患者病情危重，甚至死亡。

此外，迄今为止，已发现多个"不典型"病例。因此在志愿服务过程中，如有以下表现的患者，也请着重询问是否有武汉居住或旅游史，以及是否在近两周内出现发热的病史，如有可疑，及时劝予就诊：

1. 仅以消化系统症状为首发表现：如轻度纳差（即食量减少）、乏力、精神差、恶心呕吐、腹泻等。

2. 以神经系统症状为首发表现：如头痛。

3. 以心血管系统症状为首发表现：如心慌、胸闷等。

4. 以眼科症状为首发表现：如结膜炎。

5. 仅有轻度四肢或腰背部肌肉酸痛。

小贴士

新冠肺炎是新发传染病，科学界和医护人员对其处于不断认识的过程中。防疫志愿者应不断加强学习，可每日定期到国家卫生健康委员会官网（www.nhc.gov.cn）和中国疾病预防控制中心（www.chinacdc.cn）学习最新的传染病相关科学知识。

第三节 新型冠状病毒肺炎预防控制指引

一 科学认知，消除恐慌，避免侥幸心理

1. 关注疫情发展动态，了解新冠肺炎的临床症状、传播途径和预防方法，以及居住地附近正规医院的发热门诊地址。

2. 保持良好心态，积极乐观，理性对待疫情，不造谣，不传谣。

3. 依从指引，避免麻痹大意，切勿侥幸。

二 尽量减少外出活动

1. 避免前往疫情高发区。

2. 不串门、不聚会，尽量在家休息。

3. 减少到人员密集的公共场所活动，尤其是空气流动性差的地方，例如公共浴池、温泉、影院、网吧、酒吧、KTV、餐厅、商场、农贸市场、车站、码头等。

三 个人防护和手卫生

1. 外出佩戴口罩。佩戴医用口罩，条件允许时每4小时更换一次。

2．随时保持手卫生。勤洗手；不用手接触口鼻眼；打喷嚏或咳嗽时，用纸巾或屈肘遮住口鼻；减少接触公共场所的公共物品和部位；从公共场所返回、咳嗽或喷嚏手捂之后、饭前便后，用洗手液或香皂流水洗手，或者使用含75%酒精成分的免洗洗手液。

四 健康监测与就医

1．主动做好个人与家庭成员的健康监测，自觉发热时要主动测量体温。家中有小孩的，要早晚摸小孩的额头，如有发热要为其测量体温。

2．如出现发热、咳嗽的可疑症状，应主动戴上医用口罩并及时到就近的正规医院发热门诊就诊。尽量避免乘坐地铁、公共汽车等公共交通工具，避免前往人群密集的场所。就诊时应主动告诉医生自己在14天内的出行史以及发病后接触过什么人，配合医生开展相关调查。

五 保持良好卫生和健康习惯

1．家居及室内工作场所，勤开窗，经常通风。

2．家庭成员不共用毛巾，保持家居、餐具清洁，勤晒衣被。如厕后盖好马桶盖后才冲水。

3．不随地吐痰，口鼻分泌物用纸巾包好，弃置于垃圾桶内，居家时，弃置于坐/蹲便器内，随即冲走。

4．保持居家环境的清洁，每日对经常触摸的物体表面，如手机、电脑键盘、鼠标、桌椅、门把手、厕所、马桶等，用75%酒精或含氯消毒剂擦拭消毒，家庭清洁时采取湿式清扫。每周至少彻底清洁家居环境一次。

5. 注意营养，增强免疫力，保证充足的睡眠，多喝水，勤锻炼。

6. 食物（尤其是肉和蛋类）要煮熟煮透，不要接触、购买和食用野生动物（即野味）；尽量避免前往售卖活体动物（禽类、海产品、野生动物等）的市场。

7. 确诊和疑似病例的密切接触者，遵医嘱居家或集中观察，并配合相关工作人员做好登记调查。

小链接：中国—世卫新冠肺炎联合考察报告主要内容

2020年2月29日，国家卫健委发布《中国-世界卫生组织新型冠状病毒肺炎（COVID-19）联合考察报告》主要内容如下：

1. 病毒属性：新冠病毒是一种动物源性病毒；在武汉发现的早期病例被认为是通过动物传染到人的途径感染，截至2月25日，尚未查明动物来源。

2. 病毒宿主：蝙蝠似乎是该病毒的宿主，但中间宿主尚未查明。

3. 病毒特点：新型冠状病毒是一种新出现的病原体，传染性强、传播速度快。它既不是SARS，也不是流感。

4. 传播途径：新冠肺炎在无防护下通过飞沫和密切接触在感染者和被感染者之间发生传播，在医疗机构中或可存在因医疗操作产生气溶胶而发生空气传播的可能，粪-口传播似乎并不是主要传播方式。

5. 传播来源：到目前为止，绝大多数病例是来自武汉或湖北其他地区或与之有直接联系。社区传播非常有限，人际传播主要在家庭中发生。

6. 易感人群：新冠肺炎病毒几乎人人易感，感染后是否具有免疫力需进一步研究；真正的无症状感染者比例尚不明确，但相对较罕见，也不是传播的主要驱动因素。

7. 患者特征：新冠肺炎患者通常在感染后平均5至6天（平均潜伏期5至6天，范围1至14天）出现轻度呼吸道症状和发热等症状，多数患者为轻症可痊愈，重症和死亡高危人群为年龄60岁以上者。

8. 医务人员感染：流调显示，许多医务人员病例可能是在家庭内而非医院感染的。湖北以外地区的医务人员感染很少见。医疗机构医务人员感染并不是新冠肺炎在中国的主要传播特征。

9. 封闭场所疫情：据报告，以下场所发生了新冠肺炎传播：监狱（中国湖北、山东、浙江）、医院等。人们在这些环境中的密切接触和潜在的环境污染是传播的重要因素。

10. 中国措施：中国采取了坚定有力的综合性非药物性干预措施，非常有效地切断病毒传播途径，为全球应对新冠肺炎提供了重要经验。这些措施包括：开展积极主动监测，迅速发现并立即诊断、隔离病例，严格追踪并隔离密切接触者，引导民众理解并接受上述措施。

11. 公众建议：认识到新冠肺炎是一种全新出现的令人关注的传染性疾病，但只要采取正确的应对措施，疫情暴发就可以得到控制，患者大都能够康复；立即采取并落实最为严格的预防措施，勤洗手，打喷嚏或咳嗽时掩住口鼻；时时关注新冠肺炎及其体征和症状（如发热、干咳）的最新信息，不断调整应对策略；人人做好准备，通过各种方式积极参与到疫情防控中来，严格保持“社交距离”，努力帮助老年人等高危人群。

第五章 认识突发公共卫生事件

突发公共卫生事件具有突发性、公共性、危害性。相比较于日常的志愿服务工作，防疫志愿服务具有更高的专业性要求。志愿者应了解突发事件、突发公共卫生事件及其分级等基本概念和内涵，深入了解在突发公共卫生事件中提供防疫志愿服务应该坚持和恪守的工作原则。

第一节　突发公共卫生事件的基础知识

一　突发公共卫生事件定义

根据我国《突发事件应对法》第三条规定，突发事件是指突然发生，造成或者可能造成严重社会危害，需要采取应急处置措施予以应对的自然灾害、事故灾难、公共卫生事件和社会安全事件。按照社会危害程度、影响范围等因素，自然灾害、事故灾难、公共卫生事件分为特别重大、重大、较大和一般四级。

根据我国《国家突发公共卫生事件应急预案》，突发公共卫生事件是指突然发生，造成或者可能造成社会公众身心健康严重损害的重大传染病、群体性不明原因疾病、重大食物和职业中毒以及因自然灾害、事故灾难或社会安全等事件引起的严重影响公众身心健康的公共卫生事件。

二　突发公共卫生事件分级

根据突发公共卫生事件性质、危害程度、涉及范围，突发公共卫生事件划分为特别重大（Ⅰ级）、重大（Ⅱ级）、较大（Ⅲ级）和一般（Ⅳ级）四级。

其中，特别重大突发公共卫生事件主要包括：

1．肺鼠疫、肺炭疽在大、中城市发生并有扩散趋势，或肺鼠疫、肺炭疽疫情波及2个以上的省份，并有进一步扩散趋势。

2．发生传染性非典型肺炎、人感染高致病性禽流感病例，并有扩散趋势。

3．涉及多个省份的群体性不明原因疾病，并有扩散趋势。

4．发生新传染病或我国尚未发现的传染病发生或传入，并有扩散趋势，或发现我国已消灭的传染病重新流行。

5．发生烈性病菌株、毒株、致病因子等丢失事件。

6．周边以及与我国通航的国家和地区发生特大传染病疫情，并出现输入性病例，严重危及我国公共卫生安全的事件。

7．国务院卫生行政部门认定的其他特别重大突发公共卫生事件。

小链接：什么是突发公共卫生事件一级响应？

根据新冠肺炎疫情形势，2020 年 1 月 23 日，广东省、浙江省、湖南省启动重大突发公共卫生事件一级响应。1 月 24 日，湖北省、北京市、上海市、天津市、安徽省、重庆市、四川省等省市启动重大突发公共卫生事件一级响应，各地陆续启动重大突发公共卫生事件一级响应。你知道什么是一级响应吗？一级响应是指发生特别重大突发公共卫生事件，省指挥部根据国务院的决策部署和统一指挥，组织协调本行政区域内应急处置工作。

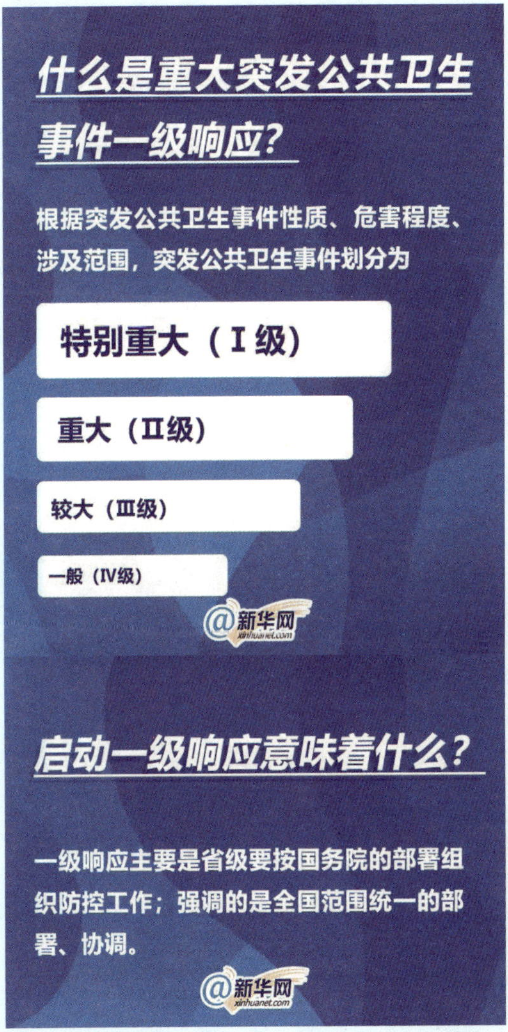
什么是重大突发公共卫生事件一级响应?
根据突发公共卫生事件性质、危害程度、涉及范围，突发公共卫生事件划分为
特别重大（Ⅰ级）
重大（Ⅱ级）
较大（Ⅲ级）
一般（Ⅳ级）
@新华网
xinhuanet.com
启动一级响应意味着什么?
一级响应主要是省级要按国务院的部署组织防控工作；强调的是全国范围统一的部署、协调。
@新华网
xinhuanet.com

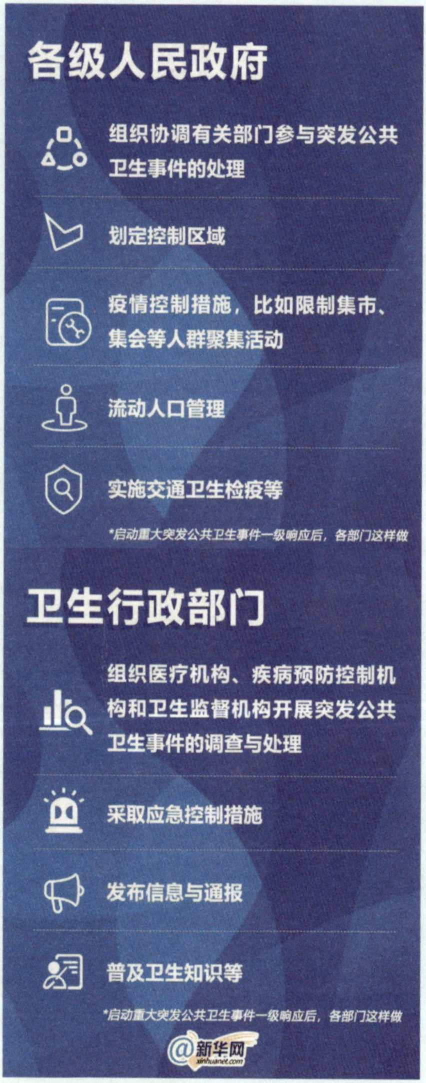
各级人民政府
组织协调有关部门参与突发公共卫生事件的处理
划定控制区域
疫情控制措施，比如限制集市、集会等人群聚集活动
流动人口管理
实施交通卫生检疫等
*启动重大突发公共卫生事件一级响应后，各部门这样做
卫生行政部门
组织医疗机构、疾病预防控制机构和卫生监督机构开展突发公共卫生事件的调查与处理
采取应急控制措施
发布信息与通报
普及卫生知识等
*启动重大突发公共卫生事件一级响应后，各部门这样做
@新华网
xinhuanet.com

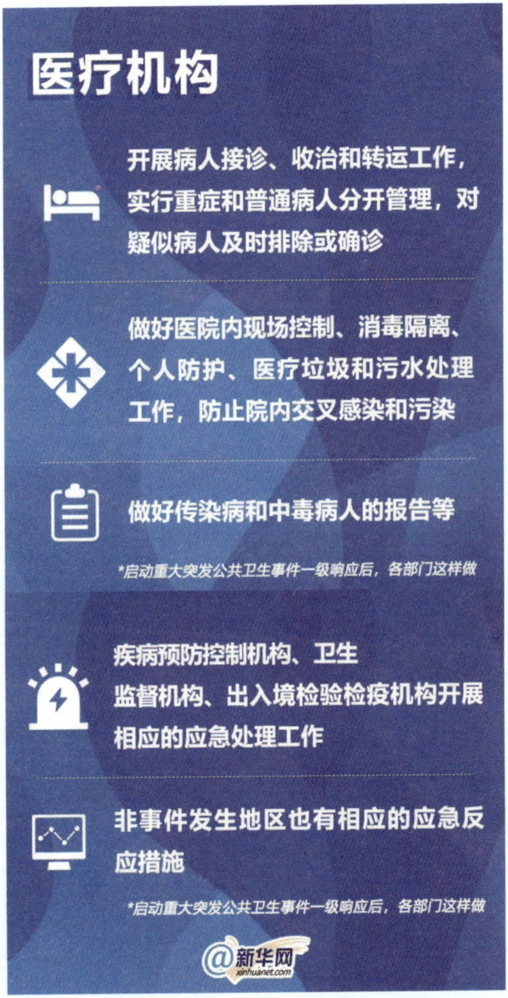

（资料来源：新华网 2020 年 1 月 26 日报道《什么是重大突发公共卫生一级响应？何为密切接触者？》）

第二节　突发公共卫生事件中的防疫志愿服务原则及任务

突发公共卫生事件是对志愿者的专业考验，志愿者需要具备专业的应对公共突发卫生事件的能力。究竟如何做才能迅速、正确、有效地参与处理突发公共卫生事件，最大限度地减少危害和影响呢？

一　服务原则

1. 依法有序、组织化原则。志愿者要按照当地党委、政府的统一指挥、统一安排，落实《志愿服务条例》第二十四条“志愿服务组织、志愿者开展应对突发事件的志愿服务活动，应当接受有关人民政府设立的应急指挥机构的统一指挥、协调”相关要求，在当地志愿服务联合会、志愿者协会等相关组织的统一指导下，有序参与志愿服务活动。疫情防控青年突击队以共青团为政治骨干和主体，把发挥作用的绩效作为检验团员团组织先进性的主要标准。

2. 本地化、社区化原则。志愿者应立足本地实际和就近就便，以乡镇（街道）、社区（村）为重点，参与本地、社区志愿服务，原则上不跨区域服务。在面对情况复杂、工作量大的任务需要协同时，由省、市应对疫情工作协调小组进行统一调配、指挥。

3. **安全第一原则。**志愿者要参与安全防护培训，提高风险意识，按照科学指引做好个人防护，谨遵“身体不适、防护不足、培训不合格坚决不上岗”要求。

4. **志愿精神原则。**弘扬“奉献、友爱、互助、进步”的志愿精神；保守个人隐私，未经服务对象同意或允许，不得向第三方透露个人身份信息及其他可能危害其合法权益的隐私信息；泄露、散播个人涉疫信息将触犯相关法律规定。

5. **力所能及原则。**不做超越自身职责及能力的工作，专业性较强的服务岗位必须由具有相关专业资质的志愿者参与。未经允许，志愿者不得独自进入疫区、隔离区等重点区域，面对隔离人员、疑似或确诊病例等高危人群开展服务。

二 服务任务

1. **带头加强防护。**始终把安全放在首位，遵守各地各有关部门关于应对突发公共卫生事件的规定，自觉按照科学指引做好个人防护。参与志愿服务切实做好岗前培训，做到培训不合格不上岗、防护措施不到位不上岗。

2. **做好科学知识传播。**志愿者通过微信、微博、QQ等渠道积极转发政府相关决策，传播正确的科学防护知识。自觉阻断谣言传播，不造谣、不信谣、不传谣，不随意发布未经证实的虚假信息，不随意传播非官方渠道发布的相关信息。

3. 做好专业志愿服务。有医学专业知识、心理专业技能、应急救援技能、医疗卫生材料生产技能和其他具有专业技能的志愿者，应积极响应所在地党委、政府的号召，积极参与卫生防疫、心理服务、救助救护等志愿服务，全力保障人民健康。

4. 助力排查治理。协助党委、政府有关职能部门和居委会、村委会等基层组织，做好突发公共卫生事件信息的收集、报告、人员隔离、秩序维护及公共卫生措施的实施工作。主动关心近邻，及时化解矛盾，倡导互相帮助，稳定社会情绪。

5. 维护环境卫生。在党委、政府有关职能部门和街道、镇以及居委会、村委会的组织下，积极参与爱国卫生运动，全面清理环境卫生，消除病媒滋生地。大力开展移风易俗宣传活动，引导人们自觉革除陈规陋习，养成文明健康的生活方式。

第六章 防疫志愿者防护指南

防疫志愿者在开展志愿服务活动时，务必确保生命安全和身体健康，应积极做好自身防护，正确佩戴口罩、正确使用防护用品、正确洗手、做好日常消毒等；特殊岗位志愿者还须学会正确穿脱防护服。

第一节　正确佩戴口罩方法

佩戴口罩是抵御新型冠状病毒的基本手段，防疫志愿者应了解口罩的基本类型，正确利用口罩、佩戴口罩、摘口罩，安全有效地守护人们的健康。

一　口罩的选择与使用

在新冠肺炎流行期间防范疫情，正确佩戴口罩很重要，佩戴什么样的口罩要基于个人暴露于疾病的风险来考虑，参考国家卫生健康委员会的工作指引，主要分为以下几种情况。[①]

（一）高风险暴露人员

人员类别：

1. 在收治新冠肺炎患者（确诊病例、疑似病例）的病房、ICU和留观室工作的工作人员，包括临床医师、护士、护工、清洁工、尸体处理人员等；

2. 疫区指定医疗机构发热门诊的医生、护士；

3. 对确诊病例、疑似病例进行流行病学调查的公共卫生医师；

---

①参考中华人民共和国国家卫生健康委员会官网2020年2月9日文章《什么样的口罩适合你？【新型冠状病毒科普知识】》。

4．协助以上人员开展工作的志愿者。

防护建议：

1．医用防护口罩；

2．在感染患者的急救和从事气管镜检查、气管插管时加戴护目镜或防护面屏；

3．医用防护口罩短缺时，可选用符合N95/KN95及以上标准颗粒物防护口罩替代，也可选用自吸过滤式呼吸器（全面型或半面型）配防颗粒物的滤棉，动力送风过滤式呼吸器的防护效果更佳。

（二）较高风险暴露人员

人员类别：

1．急诊科工作医护人员；

2．对密切接触人员开展流行病学调查的公共卫生医师；

3．疫情相关的环境和生物样本检测人员；

4．协助以上人员开展工作的志愿者。

防护建议：

符合N95/KN95及以上标准的颗粒物防护口罩。

（三）中等风险暴露人员

人员类别：

1．普通门诊、病房工作的医护人员及协助该类人员开展工作的志愿者；

2．人员密集场所的工作人员和志愿者，包括医院、机场、火车站、地面公交、飞机、火车、超市、餐厅等相对密闭场所的工作人员和志愿者；

3. 从事与疫情相关工作的行政管理人员，警察、保安、快递员等从业人员，以及协助该类人员开展工作的志愿者；

4. 居家隔离及与其共同生活的人员。

防护建议：

佩戴医用外科口罩。

（四）较低风险暴露人员

人员类别：

1. 超市、商场、交通工具、电梯等人员密集区的公众和志愿者；

2. 室内办公环境的人员和志愿者；

3. 医疗机构就诊（除发热门诊）的患者；

4. 集中学习和活动的托幼机构儿童、在校学生等。

防护建议：

佩戴一次性使用医用口罩，儿童选用性能相当的防护产品。

（五）低风险暴露人员

人员类别：

1. 居家室内活动、散居居民；

2. 户外活动者，包括空旷场所/场地的儿童、学生；

3. 通风良好工作场所的工作者。

防护建议：

居家、通风良好和人员密度低的场所，也可不佩戴口罩；棉纱、活性炭和海绵等非医用口罩，也具有一定防护效果，可抑制咳嗽、喷嚏和说话等产生的飞沫播散，可视情况选用。

口罩类型及推荐使用人群

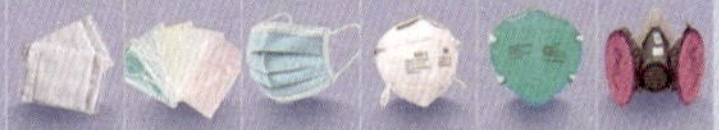

风险	人群及场景	可不带或普通口罩	一次性使用医用口罩（YY/T 0969）	医用外科口罩（YY 0469）	颗粒物防护口罩（GB 2626）	医用防护口罩（GB 19083）	防护面具（加P100滤棉）
高风险	疫区发热门诊				✓	○	✓
	隔离病房医护人员				✓	○	✓
	插管、切开等高危医务工作者					○	○
	隔离区服务人员（清洁、尸体处置等）				○	✓	
	对确诊、疑似现场流行病学调查人员				✓	○	
较高风险	急诊工作医护人员				○		
	对密切接触人员开展流行病学调查人员				○		
	对疫情相关样本进行检测人员				○		
中等风险	普通门诊、病房工作医护人员等		✓	○			
	人员密集区的工作人员		✓	○			
	从事与疫情相关的行政管理、警察、保安、快递等从业人员		✓	○			
	居家隔离及与其共同生活人员		✓	○			
较低风险	在人员密集场所滞留的公众		○				
	人员相对聚集的室内工作环境		○				
	前往医疗机构就诊的公众		○				
	集中学习和活动的托幼机构儿童、在校学生等		○				
低风险	居家活动、散居居民	○					
	户外活动者	○					
	通风良好场所的工作者、儿童和学生等	○					

○ 推荐使用 ✓ 选择使用

国家卫生健康委疾控局、宣传司指导
中央广播电视总台新闻新媒体中心出品

口罩类型及推荐使用人群

二 口罩的正确佩戴方法

步骤1：戴口罩前应将手清洗干净，或者在戴口罩过程中避免手接触到口罩内侧面，减少口罩被污染的可能。

步骤2：分清口罩的内外、上下，打开口罩，口罩的浅色面为内，应该贴着嘴鼻，深色面朝外；金属条（鼻夹）一端是口罩的上方。

步骤3：将鼻夹紧贴在鼻梁上，将口罩的系带套在耳后。

步骤4：戴上后一手用力适度从鼻梁向面部两侧轻捋，另一只手向下将口罩拉开，全面覆盖口鼻及下巴，使口罩紧贴面部直至舒适。

步骤5：进行佩戴气密性检查，双手捂住口罩快速呼气或吸气，以感觉口罩略微有鼓起或塌陷，感觉鼻夹及面部两侧没有气体泄漏为准。

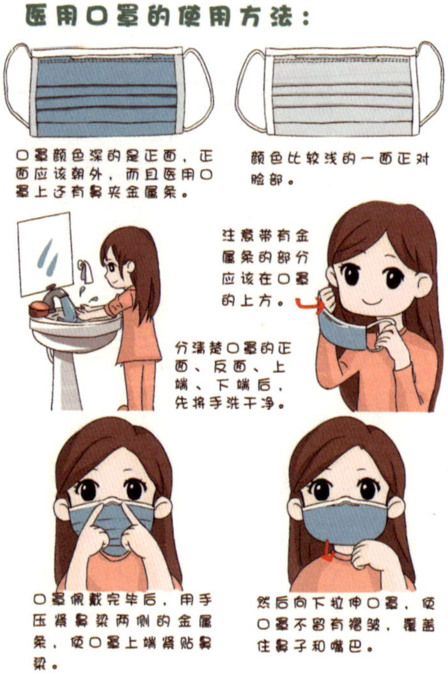
医用口罩的使用方法：
口罩颜色深的是正面，正面应该朝外，而且医用口罩上还有鼻夹金属条。
颜色比较浅的一面正对脸部。
注意带有金属条的部分应该在口罩的上方。
分清楚口罩的正面、反面、上端、下端后，先将手洗干净。
口罩佩戴完毕后，用手压紧鼻梁两侧的金属条，使口罩上端紧贴鼻梁。
然后向下拉伸口罩，使口罩不留有褶皱，覆盖住鼻子和嘴巴。

口罩的正确佩戴方法

三 废弃口罩的处理方法

步骤1：摘。摘下口罩。摘口罩时不要接触口罩外侧，拿住挂耳绳取下即可；如果是N95口罩中的定型较硬的杯型口罩，因不易对折可摘下后直接装入塑料袋（即跳至步骤5）；

步骤2：折。将口罩对折，与口鼻接触面（医用外科口罩通常是白色）朝外；

步骤3：卷。将对折后的口罩卷起，稍微整理挂耳绳使其不被卷入；

步骤4：捆。用挂耳绳做好捆扎；

步骤5：装。装入事先准备的塑料袋，如无塑料袋可装入留存原口罩的包装袋；

步骤6：弃。将塑料袋放入就近的专用垃圾桶中；

丢弃完后，尽快按标准操作洗手。

四 口罩使用的注意事项

1. 口罩应专人专用，不能交叉使用；

2. 口罩被血液、呼吸道/鼻腔分泌物，以及其他体渍污染时，应立即更换；

3. 口罩在弄湿、弄脏导致性能下降时，应及时更换；

4. 口罩在变形、损坏、有异味时，应及时更换；

5. 口罩一般4小时更换一次。

第二节　正确使用防护用品方法①

当防疫志愿者进入医院等高风险场所提供志愿服务时，须按照医院医务人员同等的防护标准正确使用防护用品。

一　穿防护用品流程

（一）清洁区到潜在污染区缓冲间

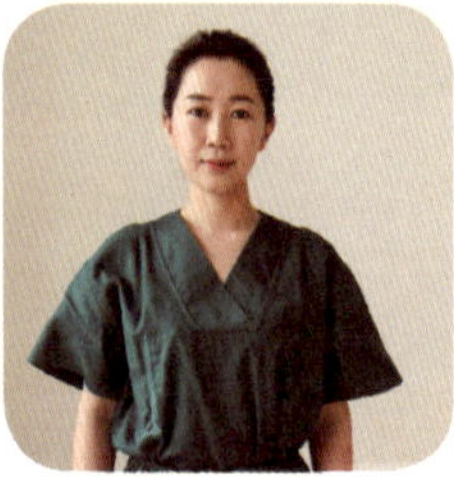

1. 着中间服。

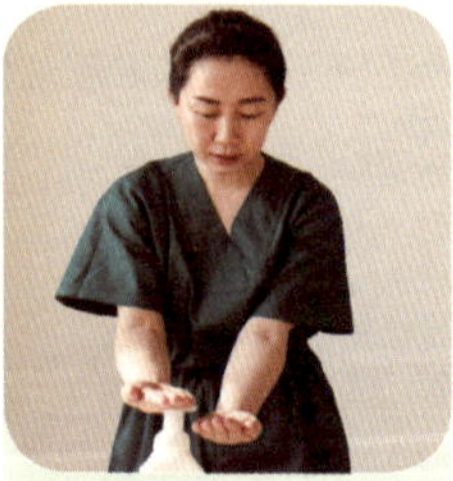

2. 洗手：七步洗手法。

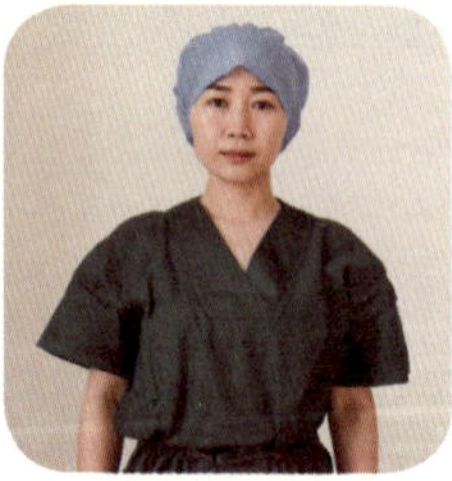

3. 戴帽子：帽子松紧带部向后，将头发全部遮挡包裹。

①本节内容由南部战区空军医院提供。

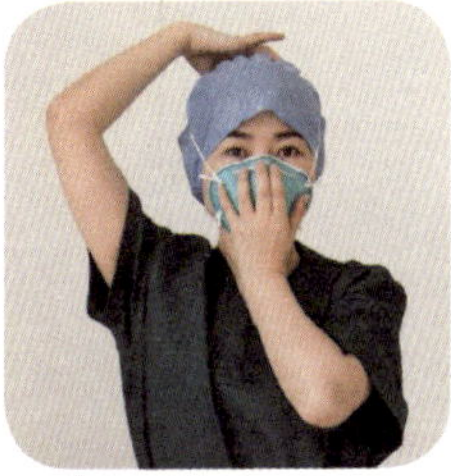

4. 戴口罩：托住口罩外侧面，将面罩紧贴面部，下方系带至颈后双耳下，上方系带至头顶中部，塑形并检查有无漏气。

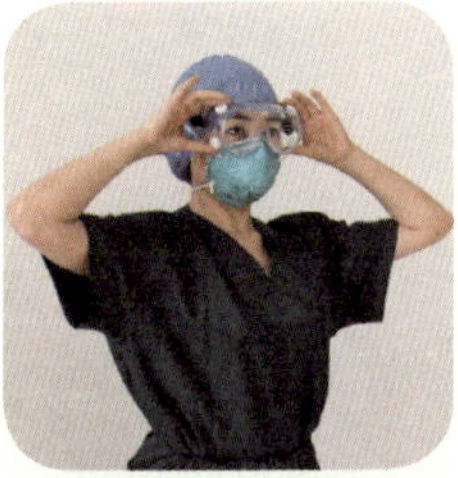

5. 戴护目镜：一手托住护目镜，另一手将系带拉过头顶中部，调整位置，拉紧两侧系带紧密。

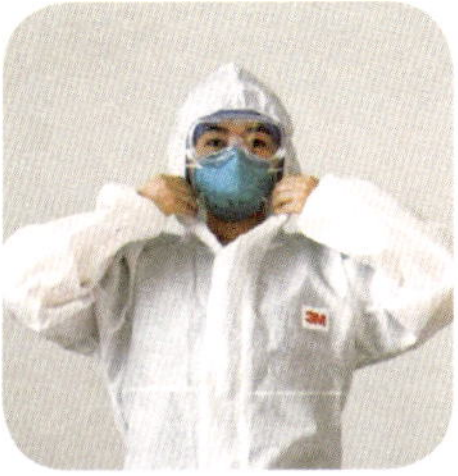

6. 穿防护服：取出防护服，避免裤腿触碰地面，检查防护服有无破损，打开拉链，脱鞋先穿下半身，再穿上半身，戴防护帽，拉链拉至顶部，锁住锁扣，粘贴密封条，双人互检。

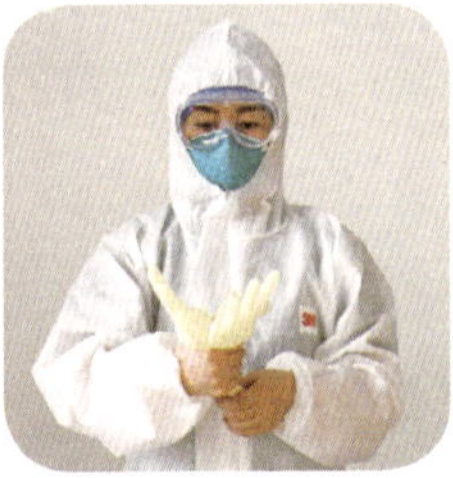

7. 戴第一层手套：检查有效期，有无破损、漏气，手套口完全包住防护服袖口。

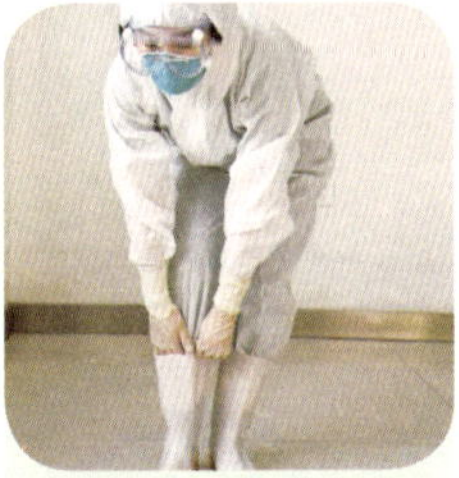

8. 穿水靴：裤口塞入靴筒内。

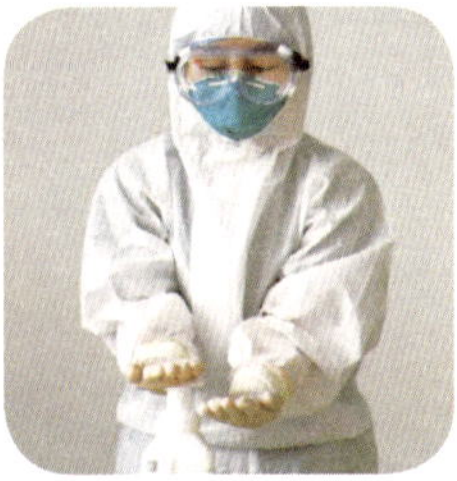

9. 洗手：七步洗手法，相互检查。

（二）潜在污染区到污染区缓冲间

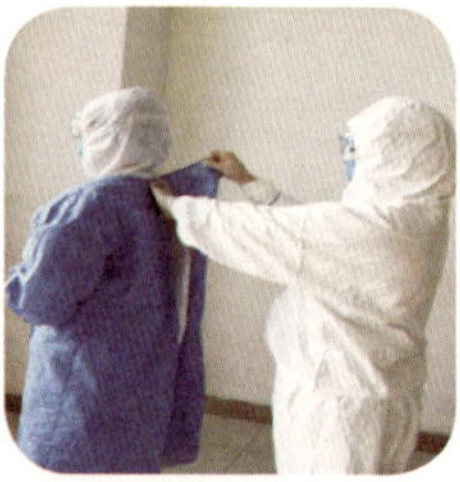

1．穿外层隔离衣：检查有效期，穿后两人互相系好背部系带（注意由上至下使手术衣完全包裹背部，不漏缝隙）。

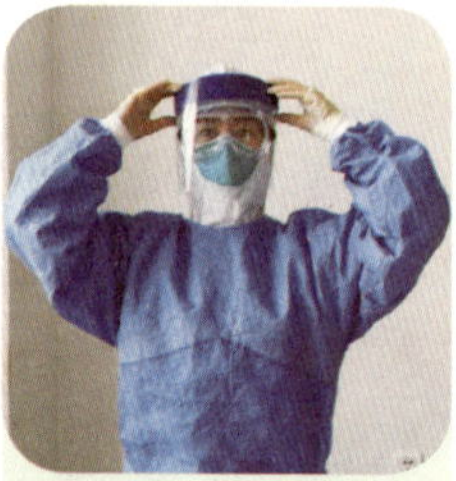

2．戴面屏：一手拿面屏，另一手将系带拉至头顶中部，调整位置。

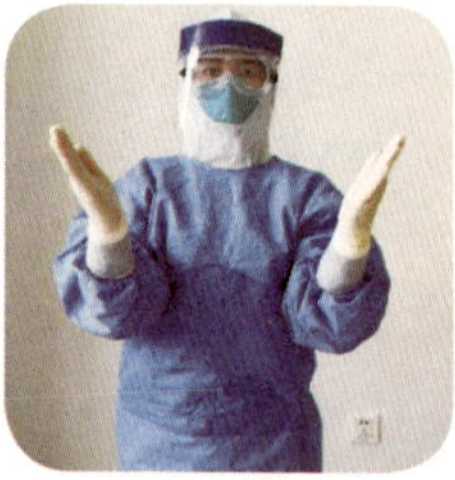

3．戴第二层手套：检查有效期，有无破损、漏气，手套口完全包住隔离衣袖口。

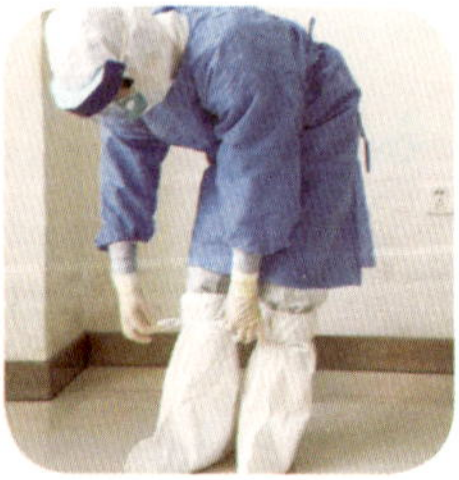

4．穿靴套：由内向外翻转靴套口，套上靴套，扎紧靴套口。

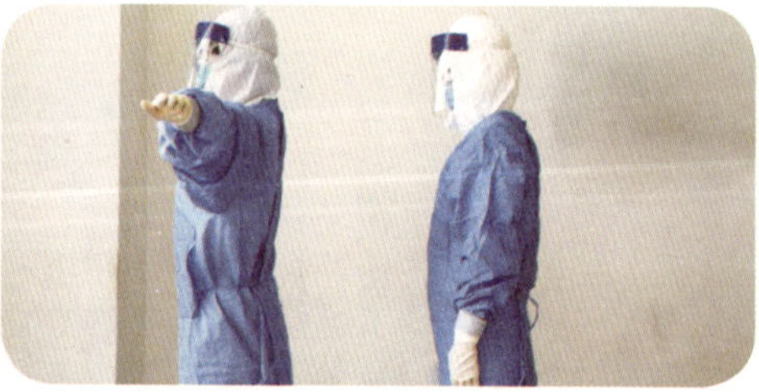

5．互相检查（签名）：面对面查看对方一次性帽子、口罩、护目镜、防护服、护目屏、手套等有无密封不严。

二　脱防护用品流程

（一）污染区到潜在污染区缓冲间

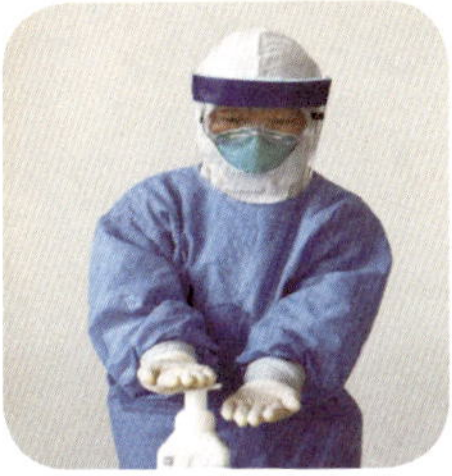

1．洗手：七步洗手法。

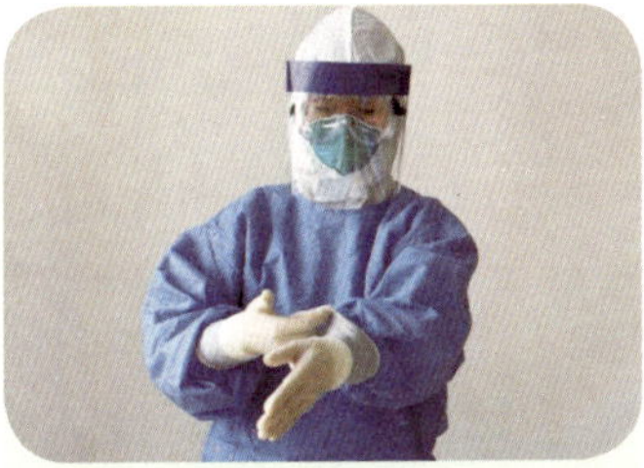

2．更换手套。相互喷淋：两人间距大于1米，由头顶至脚底Z字形仔细喷洒，脚底是消毒重点，注意避开面部及颈部。

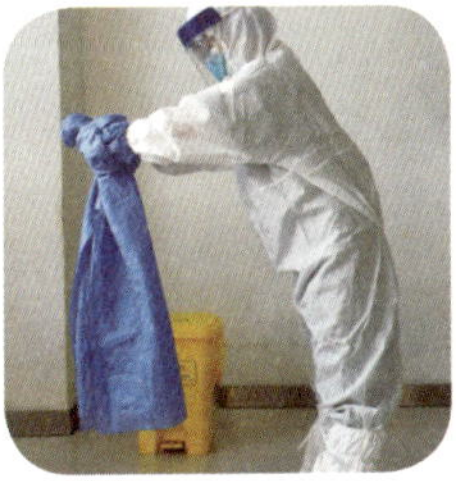

3．脱外层隔离衣：两人互相解开背部系带，注意勿触碰内侧、前侧面，面对面脱去隔离衣，加大间隔范围。

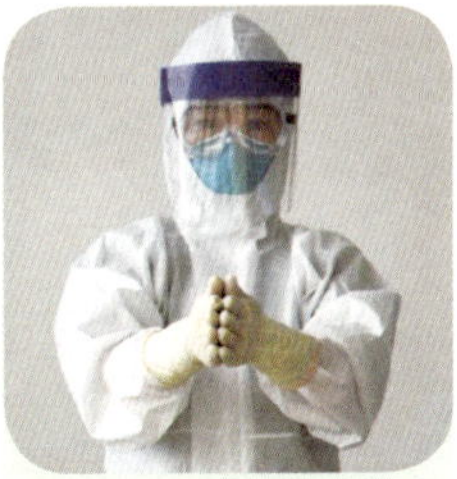

4．洗手：七步洗手法。

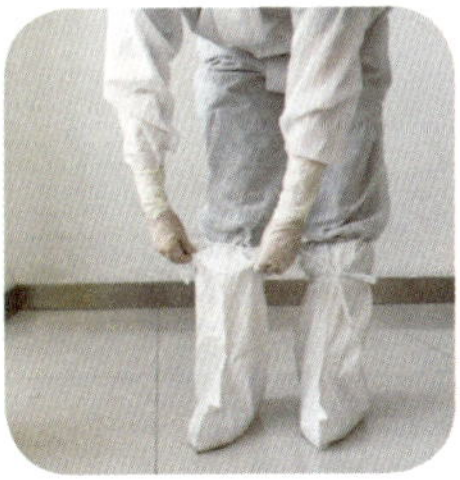

5．脱外层靴套：解开系带，由内向外翻转脱下，注意勿触碰鞋底。

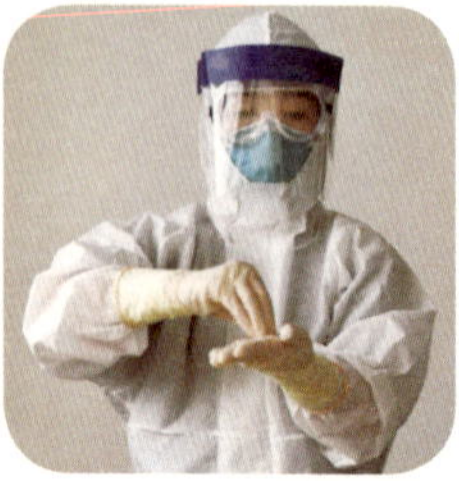

6. 洗手：七步洗手法。

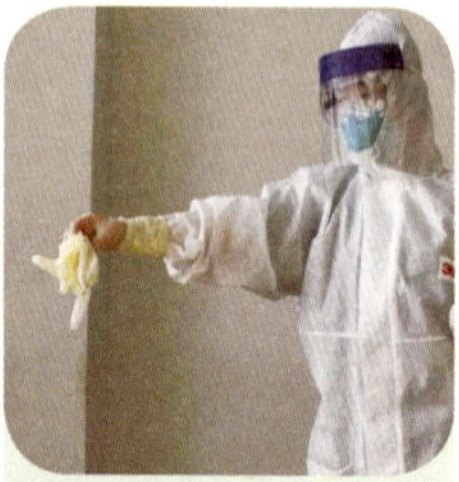

7. 脱外层手套：翻转脱下，注意勿触碰内侧面。

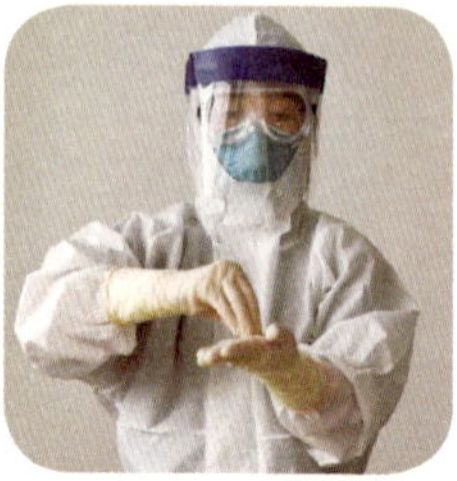

8. 洗手：七步洗手法。

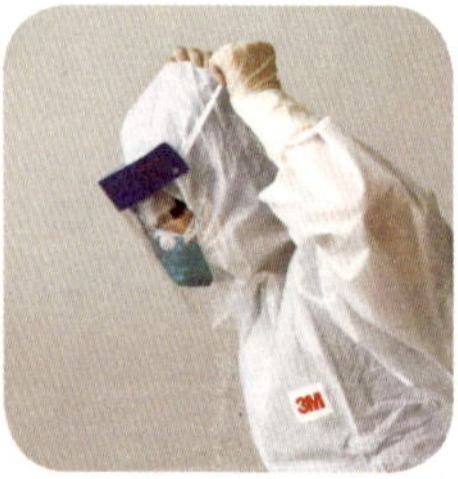

9. 摘面屏：双手取头部系带中央摘下，弃去。

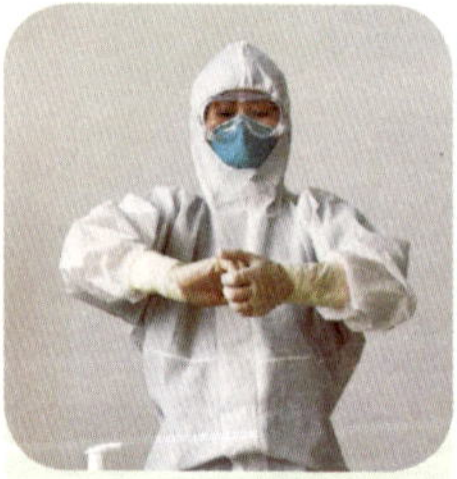

10. 洗手：七步洗手法。

（二）潜在污染区到清洁区缓冲间

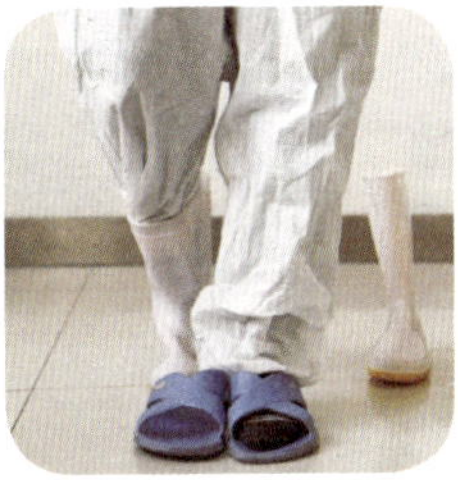

1．更换脱鞋：浸泡雨靴3—5分钟，清洁鞋底，更换拖鞋。

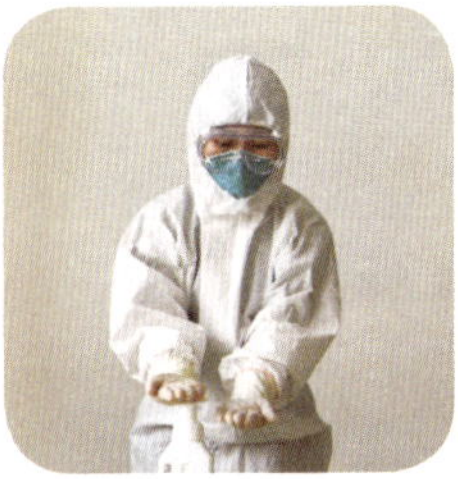

2．洗手：七步洗手法。

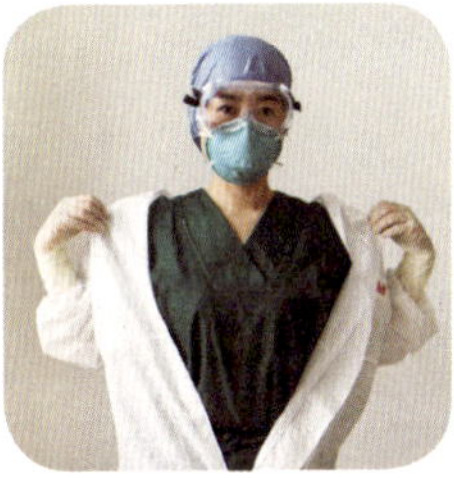

3．脱防护服：撕开密封自黏带，一手拎起一侧衣领角，一手拉开拉链至底部，双手合力向后摘掉防护帽。双手拎衣领角向外脱，顺势抓住防护服的帽子和背部，向后方边卷边脱下防护服。（可同时将手套脱下，若未能同时脱下手套进行第4步）

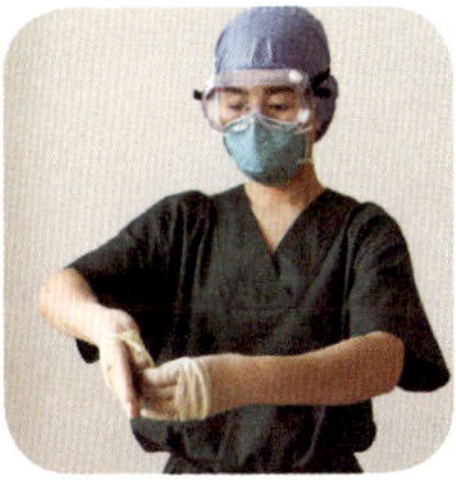

4．洗手、脱掉内层外套。

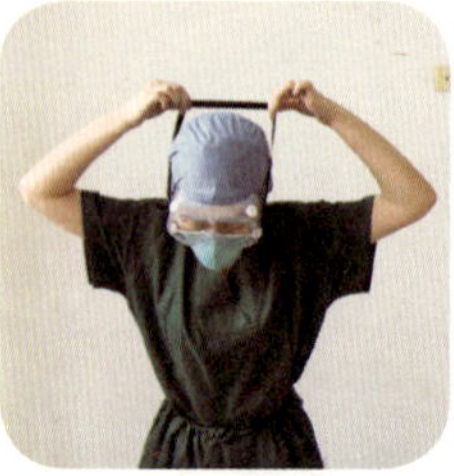

5. 洗手、摘护目镜：上身稍前倾，闭合双眼，双手取头部系带中央摘下，弃去。

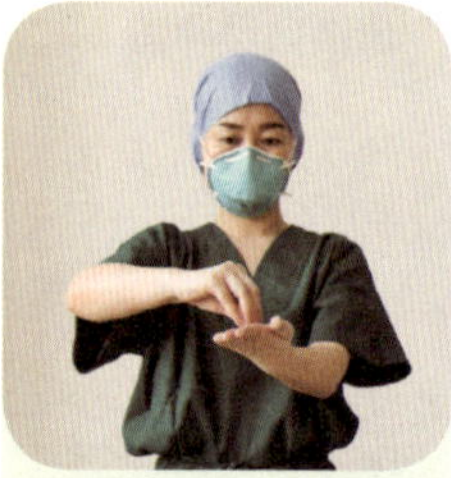

6. 洗手：七步洗手法。

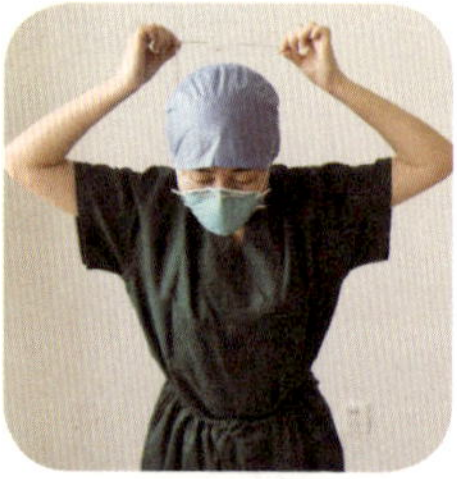

7. 摘口罩：上身稍前倾，闭合双眼，双手先取下方系带，再取上方系带。

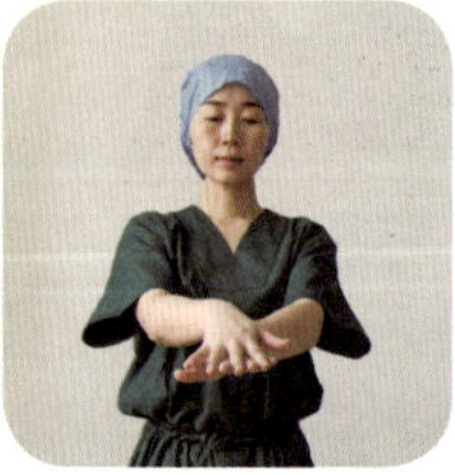

8. 洗手：七步洗手法。

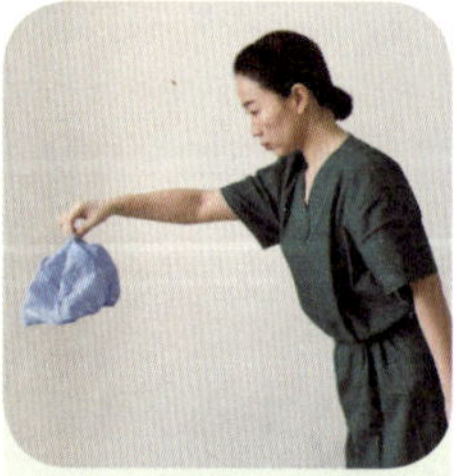

9. 摘一次性帽子：由后向前摘下。

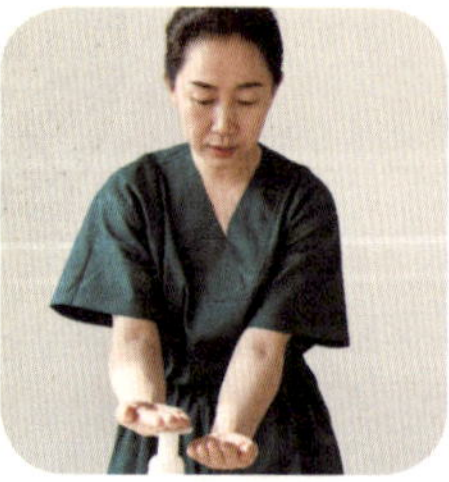

10. 洗手：七步洗手法。

第三节　正确洗手方法[①]

洗手是预防传染病简便有效的措施之一，通过洗手可以有效地切断病毒传播途径，降低感染新型冠状病毒的风险。

一　需要洗手的情景

防疫志愿者在开展志愿服务过程中，手随时有可能接触到被病菌污染的物品，如果不能及时正确洗手，病原体有可能通过手接触嘴巴、眼睛、鼻子的黏膜而侵入人体。

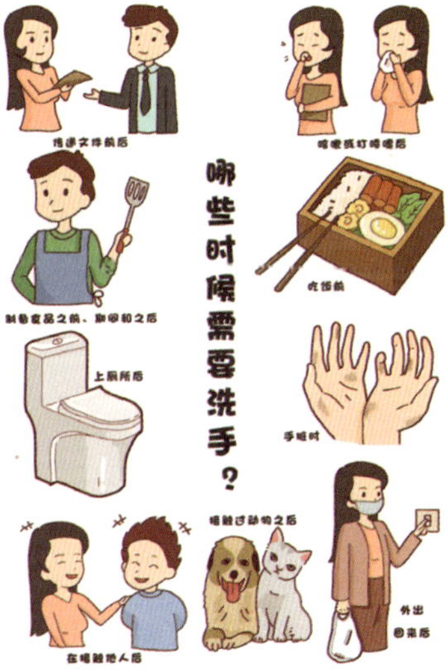
哪些时候需要洗手？
吃饭前
上厕所后
手脏时
外出
回来后

①中华人民共和国国家卫生健康委员会．个人日常生活如何防控新型冠状病毒感染的肺炎？这些事你要知道！［EB/OL］．（2020-02-09）［2020-02-20］．http://www.nhc.gov.cn/xcs/kpzs/202002/2d9759583c304be1890666703ad5f602.shtml.

以下情景须用流动水和肥皂或洗手液规范洗手，每次不少于20秒。

1. 传递文件前后。

2. 在咳嗽或打喷嚏后。

3. 在制备食品之前、期间和之后。

4. 吃饭前。

5. 上厕所后。

6. 手脏时。

7. 在接触他人后。

8. 接触过动物之后。

9. 外出回来后。

二 正确洗手的步骤

七步洗手法（内—外—夹—弓—大—立—腕）。

内：用流动水湿润双手，涂抹洗手液（或肥皂），掌心相对，手指并拢相互揉搓。

外：洗背侧指缝。手心对手背沿指缝相互揉搓，双手交换进行。

夹：洗掌侧指缝。掌心相对，双手交叉沿指缝相互揉搓。

弓：洗指背。弯曲各手指关节，半握拳把指背放在另一手掌心旋转揉搓，双手交换进行。

大：洗拇指。一手握另一手大拇指旋转揉搓，双手交换进行。

立：洗指尖。弯曲各手指关节，把指尖合拢在另一手掌心旋转揉搓，双手交换进行。

腕：洗手腕、手臂。揉搓手腕、手臂，双手交换进行。

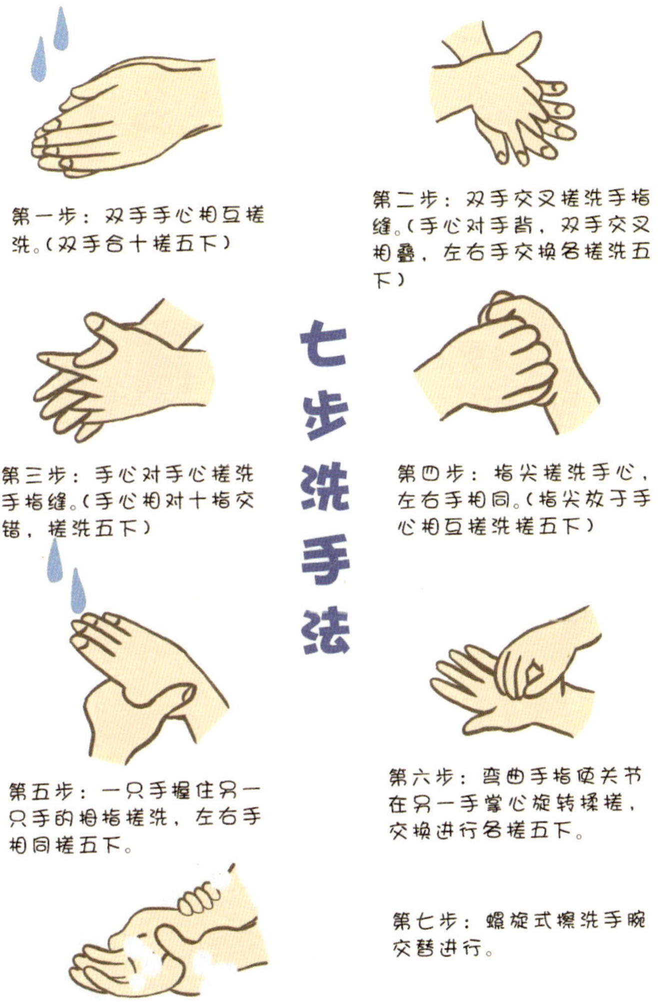
七步洗手法
第一步：双手手心相互搓洗。（双手合十搓五下）
第二步：双手交叉搓洗手指缝。（手心对手背，双手交叉相叠，左右手交换各搓洗五下）
第三步：手心对手心搓洗手指缝。（手心相对十指交错，搓洗五下）
第四步：指尖搓洗手心，左右手相同。（指尖放于手心相互搓洗搓五下）
第五步：一只手握住另一只手的拇指搓洗，左右手相同搓五下。
第六步：弯曲手指使关节在另一手掌心旋转揉搓，交换进行各搓五下。
第七步：螺旋式擦洗手腕交替进行。

七步洗手法

不方便洗手时，可以使用含75%酒精成分的免洗洗手液进行手部清洁。按七步洗手法操作，注意不可用纸巾擦干洗手液。

不确定手是否清洁时，避免用手接触口、眼、鼻。

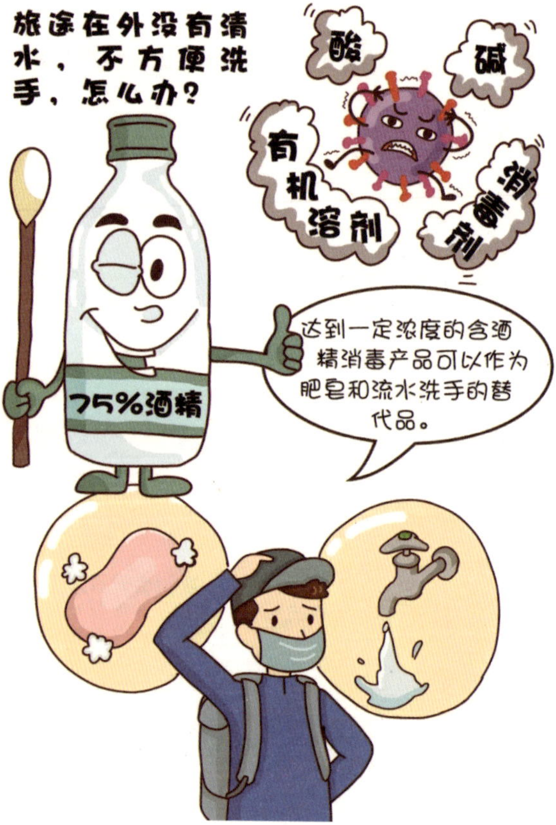
旅途在外没有清水，不方便洗手，怎么办？
酸
碱
有机溶剂
消毒剂
75%酒精
达到一定浓度的含酒精消毒产品可以作为肥皂和流水洗手的替代品。

户外可使用含 75% 酒精成分的免洗洗手液

第四节 日常消毒知识①

防疫志愿者在开展服务的过程中，容易使自己暴露于一定的环境中，因此，做好日常消毒工作尤为重要；有时，防疫志愿者也须配合相关职能部门开展公共消毒工作，掌握日常消毒知识有助于更好提供专业服务。

一 上岗期间消毒工作规范

1. 首先对手部进行消毒，防止交叉感染。

2. 佩戴口罩和手套，保证良好通风。

3. 在志愿服务组织方专业指导下，按照说明书配制使用消毒剂，使用时避开皮肤、眼睛、口鼻。

4. 使用前清除周边易燃可燃物，避开明火。给电器表面消毒前，先关闭电源。

5. 消毒过程中使用过的毛巾等清洁工具，清水清洗后放通风处晾干。

6. 消毒完成后及时消毒双手，切记戴手套不能代替洗手。

7. 使用完的消毒剂应合理存放，存放的容器必须密封，严禁使用无

①本节参考国家卫生健康委员会2020年2月9日发布的指引“个人日常生活如何防控新型冠状病毒感染的肺炎？”。

盖容器；存放时远离火种、热源，温度不宜超过30℃，防止阳光直射；避免放在墙边桌角等处，防止误碰倾倒；避免放在小朋友触及的地方。

二 配制使用消毒剂方法

防疫志愿者在通风良好的区域，用常温水配制和使用消毒剂，注意不能使用热水。

1. 有效氯浓度500 mg/L的含氯消毒剂配制方法：

（1）84 消毒液（有效氯含量 5%）：按消毒液：水为 1 ： 100 比例稀释。

（2）消毒粉（有效氯含量 12%—13%，20 克 / 包）：1 包消毒粉加 4.8 L 水。

（3）含氯泡腾片（有效氯含量 480 毫克 / 片—580 毫克 / 片）：1 片溶于 1 L 水。

2. 75%乙醇消毒液：直接使用。

三 办公场所清洁消毒方法

1. 保持志愿服务办公场所环境清洁。

2. 每日间隔性开窗通风，通风时间累计不少于2小时，通风时注意保暖。

3. 重点消毒的地方有：电梯的按钮、地面、桌面、扶手、门把手、手动的水龙头、座椅等人体常接触的物体。

4. 选用含氯消毒剂（如84消毒液、漂白粉或其他含氯消毒粉/泡腾片）配制成有效氯浓度为250—500 mg/L的溶液，对物体表面进行擦拭消毒，30分钟后再用清水擦净。

四 办公工具清洁消毒方法

手机、办公电话、电脑键盘、鼠标是防疫志愿者经常使用的办公工具，可用75%酒精擦拭消毒。

1. 准备好湿巾和75%酒精。

2. 首先对手部进行消毒，防止交叉感染。

3. 对手机、办公电话、电脑键盘、鼠标进行擦拭。

4. 防止酒精等消毒液体进入手机、办公电话话筒听筒。

5. 疫情期间，每天可进行多次消毒。

五 配合职能部门开展公共场所清洁消毒方法

1. 公共场所包含出入口、楼道、会议室、电梯、楼梯、卫生间、垃圾堆放点等公共区域。

2. 每个区域使用的保洁用具要分开，避免混用。

3. 选用含氯消毒剂（如84消毒液、漂白粉或其他含氯消毒粉/泡腾片）配制成有效氯浓度为250—500 mg/L的溶液，对物体表面进行擦拭消毒，30分钟后再用清水擦净。

4. 室内使用时禁止采取喷洒式消毒方式，应采取擦拭方法并避免洒漏。保持室内通风，以免发生火灾。

5. 室外采取喷洒式消毒方式时必须禁止明火，防止局部喷洒浓度过大，发生燃烧风险。

六 家居预防性消毒方法

1．普通家居日常也可做些预防性消毒措施，台面、门把手、电话机、开关、热水壶把手、洗手盆、坐便器等日常使用的物品表面，用有效氯浓度250—500 mg/L 的消毒剂擦拭，后用清水洗净。

2．地面保持清洁干燥为主，也可不定时用250—500 mg/L的含氯消毒剂进行湿式拖地，后用清水擦拭。

3．日常的织物(如毛巾、衣物、被罩等)可不定时用250—500 mg/L的含氯消毒剂浸泡30分钟(注意，含氯消毒剂对织物有漂白作用)，或采用其他衣物消毒液按说明书使用。

4．对耐热的物品，如食具、茶具等可煮沸15分钟或用250—500 mg/L的含氯消毒剂浸泡30分钟后用清水漂洗干净。

七 消毒过程的其他注意事项

1．消毒剂本身是具有一定危险性的化学品，必须严格按照说明选用。

2．84消毒液不能与洁厕灵、酒精、洗衣液等消毒清洁产品合用。

3．酒精不要大量喷洒于空气中或身体上。

4．如果没有75%的医用酒精，千万不能用白酒或工业酒精替代。

5．禁止使用超低容量喷雾器、热烟雾机等对外部环境进行空气消毒。

6．不宜直接使用消毒剂（粉）对人员进行消毒，如设置喷雾消毒通道让人员通过，或直接对人员喷洒消毒液。

7．不宜使用高浓度的含氯消毒剂（有效氯浓度大于1000mg/L）进行预防性消毒。

第七章 防疫志愿者心理调适

在新冠肺炎疫情防控期间，防疫志愿者既要做好服务，也要重视自身心理健康建设，以积极的工作态度和良好的精神面貌服务群众。

第一节　重大疫情中的常见心理问题

每次重大疫情，都是社会恐慌滋生的温床，人们容易出现焦虑、恐慌、担忧、忧伤等心理状况。新冠肺炎作为全国范围乃至国际性的重大突发公共卫生事件，除了给人们的工作与生活带来影响，对人们的心理也带来了一定的冲击。新冠肺炎感染者容易出现麻木、否认、愤怒、恐惧、抑郁、绝望等不良情绪；感染者家属、朋友以及密切接触者，容易出现回避、不安、焦虑、无助等不良情绪；身在疫情高发地区的群众，容易产生焦虑、恐惧、不满、愤怒等情绪；而普通群众，由于互联网上各类繁杂的疫情信息以及出于对自身及家庭健康的担忧，也容易出现紧张、恐慌、焦虑，甚至引发疑病。

防疫志愿者们虽是自愿参与志愿服务，但因每人的参与动机、服务经验和心理承受能力不同，在志愿服务过程中会出现紧张、焦虑、不安甚至恐慌等情绪①，尤其是面临一线抗“疫”工作的艰辛和感染风险，志愿者易出现以下心理问题。

①周颖．致敬一线防疫工作者，这份心理防护手册请收下！［EB/OL］．(2020-02-01)［2020-02-26］．http://cpc.people.com.cn/n1/2020/0221/c164113-31598522-2.html.

一　可能产生认知偏差

面对突如其来的新冠肺炎疫情，防疫志愿者承担着大量的志愿服务工作，高感染风险、长时间高强度的体力劳动以及紧张急迫的工作节奏，会严重损耗志愿者的生理资源和心理资源，使其在认知方面可能出现注意力不集中、记忆力减退、反应迟钝、判断和理解能力下降、自我评价低、缺乏自信等情况。

二　可能产生过度焦虑和担忧

由于在疫情一线会直接接触到更多来自不同渠道的疫情信息，以及接触到感染者，防疫志愿者难免会产生焦虑或担忧情绪，容易胡乱联想，担心被传染得病，过分担忧和夸大危险，容易存在“不合理信念”或者产生“灾难化思维”，产生“如果疫情失控怎么办”“如果做志愿服务中，我感染了怎么办”“如果我的家人感染了怎么办”等担忧。

三　可能产生自责和愧疚

防疫志愿者通常助人动机强烈，面临纷繁复杂的问题和需求，一旦在服务活动中受挫，容易产生“自己做得不够好、不够多”或“帮不到他人”的心理，尤其是自认为做了好事但是没达到预期效果，容易产生持续的自责和愧疚情绪，会觉得个人没有价值。

第二节　防疫志愿者心理调适方法

对于防疫志愿者来说，保持心理健康，有助于增强自身战胜疫情的安全感、掌控感和自信心，也是全身心投入到志愿服务活动的前提和基础，心理自我调适是摆脱低落情绪的最佳途径。防疫志愿者要掌握以下一些心理自我调适方法。

一　学会接纳自我情绪

在这场没有硝烟的战“疫”中，防疫志愿者同样也是普通群众，开展志愿服务时，志愿者面对潜在的被感染的风险，容易出现担心、害怕、烦躁、无助、心慌、疲惫、麻木、坐立不安、不停刷手机、受谣言迷惑等情形，甚至在服务中出现退缩。这些是完全正常的心理现象，志愿者无须因此感到羞愧和自责。志愿者要允许自己出现上述情绪或行为，告诉自己，恐惧、紧张、担心、害怕、沮丧等情绪都是正常的，可以收下这份情绪警报，不压抑，不否定，不排斥，这些情绪反而会如天上的云，自然地聚集又自然地散开。你可以试试对自己说，“我的确害怕了”“我可以焦虑的”，感受一下对情绪的接纳是不是会让这些情绪流动得更快①。志愿者要重点关注官方媒体发布的新闻消息，减轻谣言

①周颖. 致敬一线防疫工作者，这份心理防护手册请收下！［EB/OL］.（2020-02-01）［2020-02-26］. http://cpc.people.com.cn/n1/2020/0221/c164113-31598522-2.html.

和不良信息带来的心理负担。如果志愿者确实极度担心或者焦虑，可采用心理着陆技术中的精神着陆、身体着陆及抚慰性着陆[①]，此技术主要是使人回到自己的身体，专注于平静而从应激事件上暂时离开。这个技术被广泛用于应对焦虑、解离、惊恐等情况。

小贴士

心理着陆技术之精神着陆：

1. 环顾四周，并详细描述周围环境。例如："我在社区里，我看到一些树"。

2. 心理游戏：例如想想以"一"字开头的成语有哪些。

3. 年龄成长：如果你在此次应激中经历了退行，你可以试着逐步恢复到当前的年龄，例如："我现在9岁了……""我10岁了……"直到回到你现在的年龄。

4. 详细描述一项日常活动，比如如何做一道菜。

5. 具象化想象：比如想象你溜着冰远离疼痛，想象出一堵墙作为你和痛苦之间的缓冲。

6. 安全声明：告诉自己"我现在是安全的，我正活在现在，没有回到过去，我当前的位置是……日期是……"。

7. 运用幽默，想一些有趣的事情。

8. 动用注意力：集中精神做一些其他事，如做复杂的题目或运动。

①沈艳茹.大庆心理援助热线24小时在线缓解疫情心病［EB/OL］.（2020-02-01）［2020-02-26］. http://www.dqdaily.com/2020-02/01/content_5802990.htm.

心理着陆技术之身体着陆：

把双手泡在冷水或温水中，也可以是其他无害而你喜欢抚触的东西，重点是试着去感受这个物体，将注意力集中在它的触感和温度上。

1. 专注于呼吸。注意每一次吸气和呼气，放慢速度，在每一次吸气时都重复“安全”这个词。

2. 尽可能用力抓住椅子。

3. 触摸不同的物体。例如笔、钥匙、毛绒玩具等。

4. 脚后跟紧紧贴着地板。提醒自己正脚踏实地，与地面相连。

5. 随身携带一个帮助你着陆的物体在口袋里。例如一块小石头，每次遇到情绪触发点时，可以摸摸它。

6. 拉伸。伸展手臂、手指或腿。

7. 握紧拳头然后放开。

心理着陆技术之抚慰性着陆：

1. 对自己说些善意的话。比如“你会熬过去的”。

2. 想想你关心的人的样子，看看他们的照片。

3. 想象一处安全的地方。例如海滩、草地等。

4. 说出应对宣言。比如“我能处理这件事”等。

5. 规划一个安全的、善待自己的享受。比如一顿丰盛的晚餐、一次泡泡浴等。

6. 想想你期待的事。比如见一个亲密的朋友、经历一次旅行等。

二　学会稳定自我情绪

防疫志愿者在开展志愿服务的过程中，难免会遇到一些突发状况，情绪容易紧张或者焦虑，可以掌握一些快速安抚自我情绪的方法，促进自身情绪的稳定，增强自身安全感。“蝴蝶拍”是心理治疗方法中的一种稳定化技术，当志愿者特别紧张、坐立不安、难以入睡的时候，可以做一个“蝴蝶拍”来稳定自我情绪。

小贴士

蝴蝶拍：

寻找一个安静的地方，可以站或坐或躺在床上，想象一些过去的经历中给你带来积极体验或让自己感到高兴的事件。

双臂在胸前交叉，右手在左侧，左手在右侧，轻抱自己对侧的肩膀，拥抱着自己的身体。

双手轮流轻拍自己的臂膀，左一下、右一下为一组。

速度要轻而缓慢，轻拍 4 到 6 组为一轮。其间可以在头脑中回忆一件正性事件，并用一个词总结这个事件，边念着这个词边拍打。

停下来，深吸一口气，如果出现负性的体验，就告诉自己“我现在只关注积极的体验，负性的体验以后再来处理，现在我是安全的”；如果感觉很好，可继续下一轮蝴蝶拍。

当感觉身心愉悦时，结束活动。

三 学会正向思维

强烈的内在意义感和价值感通常可以缓冲压力造成的负面影响，积极的正向思维能调动起身体积极的免疫力，提高身心的抗压性和弹性。在抗击疫情的艰难过程中，面对复杂的情况和巨大的压力，个别防疫志愿者可能会有“我们干的是最危险的工作”“他们将最脏最累的活都给我干了”等负面思想，严重影响志愿服务的开展。志愿者可提醒自己运用正向思维，自我肯定，积极回忆总结自己如何有效开展防疫志愿服务、为哪些人提供了帮助、解决了哪些问题，要看到自己的力量与能力，要肯定自己工作的价值和意义，把相应负面情绪积极转化为正面思想。

四 学会调节放松

压力会导致人体的交感神经处于兴奋状态，个体可能会不由自主感到心慌和呼吸急促，如果我们尝试改变一下自己的呼吸方式，身体就会产生不同的感觉[①]。在开展服务过程中，防疫志愿者会面临长时间的服务而带来的工作压力，这时可以进行调节放松，可以配合一些舒缓的音乐进行冥想练习，还可以使用正念呼吸放松法。正念呼吸放松法随时随地都可以开展，不用做任何事情，只需要纯粹地坐下，留心观察自己的呼吸，体验当下的生命[②]。

①湖南省精神医学中心，中国医学救援协会心理救援分会，国家精神心理疾病临床医学研究中心（中南大学湘雅二医院）. 新型冠状病毒肺炎大众防护与心理疏导［M］. 长沙：中南大学出版社，2020：106.

②张湘瑜，王轶娜，李艳群. 新型冠状病毒感染的肺炎防控知识100问［M］. 长沙：中南大学出版社，2020：54.

小贴士

正念呼吸放松法：

吸气，缓慢并深深地默数“1，2，3，4”吸气，约4秒钟使空气充满胸部。呼吸应均匀、舒适而有节奏。

屏住呼吸，把空气吸入后稍加停顿。感到轻松、舒适、不憋气。

呼气，自然而然地、慢慢地把肺底的空气呼出来。此时，肩膀、胸，直至膈肌等都感到轻松舒适。同时想象着紧张、恐惧、压力都随着呼气慢慢地排除了，感觉到身体越来越放松，心情越来越平静……

五　学会宣泄转移

志愿者在防疫服务中，可能面临较多压力。所有的情绪都需要一个出口，请把自己内心的各种不适情绪积极表达出来[①]。宣泄法是一种将内心的压力排解出去的方法，通过宣泄内心的郁闷、愤怒和悲痛，可以减轻或者消除心理压力，避免精神崩溃，恢复心理平衡。志愿者可根据实际情况，向信任的人倾诉情绪，例如给一个信任的亲人、朋友或社区中的支持性资源（志愿者同伴、社区居委工作人员等）打个电话，问问他在做什么，并倾诉自己的情绪；也可以使用自己熟悉并擅长的宣泄减压方式，例如看电视、听音乐、做运动、写日记等，用来转移注意力；还可以暂停服务，吃点东西或休息一下，补充体力和能量等。

①周颖.致敬一线防疫工作者，这份心理防护手册请收下！［EB/OL］.（2020-02-01）［2020-02-26］. http://cpc.people.com.cn/n1/2020/0221/c164113-31598522-2.html.

六 学会区分角色

防疫志愿者在开展志愿服务的过程中，要正确认识自身的角色，摆正自己作为志愿者的位置，要明白志愿者不是万能的，不能够解决所有的问题或者满足所有的需求；当防疫志愿服务结束后，志愿者要尽快回归到正常的工作生活中。

七 寻求专业机构帮助

如果心理压力过大，防疫志愿者的上述自我调节有可能会失败，尤其是当志愿者感到自己出现身心异常的症状，如持续两周出现过度焦虑、恐惧、失眠、无助等负面情绪和状况，且自我无法调整，身边人也无法提供有效帮助，建议及时寻求专业机构的帮助，如拨打当地的心理咨询热线电话等。

小贴士

新冠肺炎疫情发生后，共青团广州市委员会积极组建疫情防控心理疏导志愿服务小组，招募医护专业志愿者及心理疏导专业志愿者，参与12355广州青少年服务台热线服务，为来电市民、青少年和防控一线的工作人员、志愿者提供心理支援、情绪疏导等专业的热线服务。

咨询热线：020-12355-2

防疫期间咨询时间：每天 9:00—24:00

第三部分
防疫志愿服务专业知识

Guangzhou
Volunteer College

第八章
防疫志愿者岗位设置

为进一步提升我国防疫志愿服务规范化、科学化、体系化建设水平，在充分借鉴、深入提炼全国各地防疫志愿服务工作实践经验，研究梳理各地出台的防疫志愿服务规范文件的基础上，本章根据防疫志愿服务需求，以从事工作内容为岗位划分依据，主要介绍体温监测岗、信息排查岗、防疫宣传岗、心理咨询岗、产品包装岗、物资整理岗、关怀支援岗等7个防疫志愿者岗位的工作职责、岗位要求和相应的注意事项，并结合实际案例进行阐述说明。

第一节　体温监测岗志愿者岗位知识及要求

体温监测岗是为协助相关职能部门或单位排查居民健康情况，做到“早发现、早报告、早隔离、早诊断、早治疗”，防止疫情输入、蔓延、输出，控制疾病传播而开发的工作岗位。工作步骤较为简单，工作难度不高，一般情况下对志愿者专业技能无特别要求，适合广大志愿者参加。

一　体温监测岗岗位职责

体温监测是此次疫情中筛查、排查可疑病例的一个手段，相关职能部门在社区、医院、高速收费站、火车站、长途汽车站、机场等重点场所、重要关口设立体温监测岗。

体温监测岗志愿者的工作内容是逢车必检、逢人必查，手持测温仪，开展体温监测，积极做好相关防治工作，并指引发热人员到就近的正规医院发热门诊就医。

小贴士

体温监测岗志愿者一般使用红外额温枪，主要是通过额头的热辐射来检测被测量对象的体温，一般 1 秒钟能完成测量，且使用时无须接触体表，读数方便，仪器不易破损，无二次污染。

二 体温监测岗岗位要求

1．年龄在18—45周岁为宜，个人身体及心理健康状况良好。

2．近一个月无感冒发热、咳嗽、呼吸困难或疑似新冠肺炎等症状。

3．统一接受调度指挥，不得擅自行动，时刻做好防护措施。

4．医疗卫生专业人员优先。

5．熟悉本地语言及文化者优先。

6．按照属地管理原则，在志愿者所在行政村（社区）就近开展志愿服务，原则上不跨区域开展。

7．到岗后，如果工作内容发生变化，按照省市最新指引开展工作。

三 体温监测岗志愿者服务的注意事项

防疫期间，体温监测岗志愿者做好自身防护措施方能上岗，并根据服务方式的不同，有以下注意事项：

1．正确使用红外体温监测仪（以下简称“体温仪”）：一般使用红外额温枪，主要通过额头的热辐射来检测被测量对象的体温。志愿者站在测量对象身侧，保持距离，且不能将体温仪贴在对方皮肤上。体温

小贴士

根据红外额温枪的原理，不须要接触皮肤就能测出体温，测量时测量者、被测量者也都佩戴了口罩，所以造成交叉感染的概率极低。

仪探热头一般距离测量对象5—10 cm，测量位置在人体额头正中央、眉心上方，并保持垂直，额头无帽子、毛发等遮挡物，无汗水。

2. 校准体温仪数值：志愿者应该严格按照说明书操作红外额温枪，保证示数的准确。但是在不同部位进行测量，它的结果会有略微差别，这个属于正常现象。

（1）仔细阅读使用说明书；

（2）将体温仪调整到“体温测量”模式；

（3）选取3—5名健康人作为参考；

（4）在相同环境条件下，在短时间内用体温仪分别对3—5名健康人进行测量，算出平均值，以平均值作为参考值；

（5）当用体温仪测量时，如显示值高于参考值0.5℃以上，则被筛查人员有发热的可能，须进行第二次测量。

3. 积极劝导个别不配合的市民：在上岗过程中，若遇到不配合的市民，志愿者应耐心解释，注意语言沟通方法。例如可采取以下说法：

“您好，请您自觉接受测温检查，这是疫情防控工作的要求。谢谢您的配合。”

“您好，请脱掉帽子接受体温检测。谢谢您的配合。”

“您好，请戴上口罩接受体温检测。谢谢您的配合。”

4. 妥善处理发热人员：发现发热人员时，体温监测岗志愿者应及时上报现场负责部门（即志愿服务组织方），并按照该部门要求进行健康排查、疫情线索上报等工作。如遇发热人员不配合或滋扰，可询组织方意见后，拨打110寻求帮助。

案例1：广州构建“六个一”工作机制，积极开展“五进”志愿服务行动

“六个一”工作机制为全市防疫志愿者保驾护航

为切实做好疫情防控期间青年志愿者的指导和保障工作，共青团广州市委员会办公室印发了《关于组织动员全市青年志愿者积极行动起来助力夺取疫情防控斗争胜利的通知》，通过不断制定完善“一系列志愿服务工作指引、一款青年志愿者上岗前自我排查健康情况表单小程序、一份青年战役志愿突击队志愿服务告知书、一份青年战役志愿突击队队员承诺书、一系列广州防疫青年志愿者线上培训微课程和一套完整的志愿服务时数实时记录流程”的“六个一”工作机制，规范指导广州市各级各类青年志愿服务组织实现疫情防控工作的机制化运作、专业化服务。

“五进”志愿服务显成效，广医学生发扬“南山风格”进站点严守防疫“第一关”①

在“六个一”工作机制的保障下，全市各级团组织、青年志愿服务组织组建广州市青年战疫志愿突击队，积极开展“五进”志愿服务行动——进医院化身战疫后勤兵、进企业支援生产一线、进社区保障居民“菜篮子”、进站点严守防疫“第一关”、进网络为青年答疑解忧。其中，广州医科大学（以下简称“广医”）分批次组建学生志愿队伍，发扬“南山风格”“抗非精神”，进站点严守防疫“第一关”。

广医公共卫生学院学生办负责人、志愿服务队临时学生党支部书记何少群介绍，第一批50名志愿者共分为4组，每组安排11—13人，开展体

①广州日报. 发扬“南山风格”，50名广医志愿者赴广州南站测量旅客体温 [EB/OL].（2020-02-06）［2020-02-26］. https://mp.weixin.qq.com/s/1WVqJ8cCg7jvCU3L1p5dBA.

温监测活动。志愿者们分布在广州南站入站平台、出站平台和公交站等10多个位置。

广州南站设有红外线体温感应设备，如果红外线体温感应设备显示旅客的体温超过37.3℃，就需要志愿者人工复测。一般情况下，志愿者会让旅客先休息5分钟，再用额温枪复测，假如还是超过37.3℃，则间隔5分钟再人工测一次。如果依然超过，则会通知广州南站的医生进一步处理。

广州南站人流密集，人员复杂，志愿者的安全有保障吗？何少群介绍，为了确保志愿者们的安全，广医邀请了广州市疾控中心专家对志愿者开展了规范培训。同时，学校专门安排了公共卫生专业的随队老师时刻在现场指导志愿者做好防护，并为志愿者们配备消毒的白大褂、口罩、护目镜、防护帽、免洗消毒酒精等，防护措施比较到位。此外，志愿者们也会勤洗手、多消毒，穿过的白大褂、帽子都要放到指定处处理、消毒。

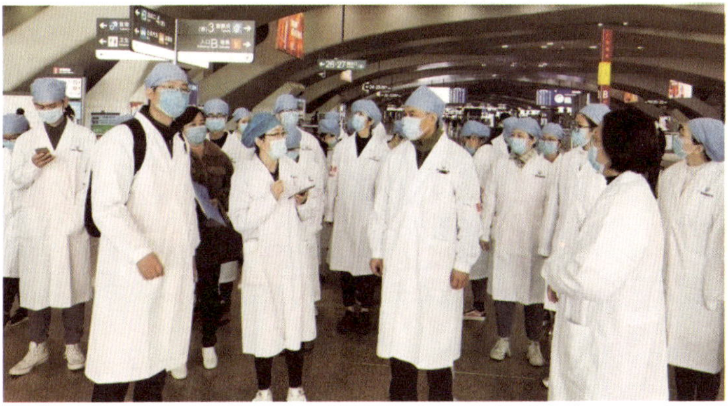

广州医科大学学生前往广州南站开展体温检测志愿服务

案例2：首都医疗卫生专业志愿者在行动！①

北京市启动重大突发公共卫生事件一级响应后，北京市卫健委团委第一时间组建医疗卫生系统青年应急志愿服务体系，号召北京市属医疗卫生机构志愿者组织按照党委统一部署，积极开展体温检测、秩序维护、专业医护、心理咨询等志愿服务，助力疫情防控工作有序开展。其中，北京安贞医院第一时间组建了以团干部为主的应急志愿服务队伍，共有26名党团员同志报名并上岗，协助负责医院门诊大厅进出通道的体温检测、秩序维护等工作，为医院把好科学健康防控第一关。北京妇产医院招募成立了抗击疫情测温志愿者队伍，短短一天，362名职工分别通过党团支部自愿报名参加，助力保育妇儿健康各项措施落到实处。北京中医医院组建队伍的消息发出后，来自机关、财务、后勤等部门的党团员和干部职工86人积极报名参与，组成“体温监测志愿服务队”，监测就诊患者体温，引导患者做好个人防护，有序就医。

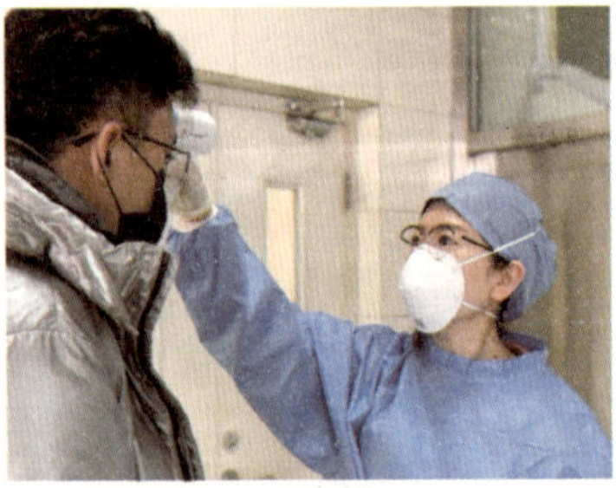

首都医疗卫生专业志愿者为市民测体温

①北京市志愿服务指导中心. 北京青年一同战“疫” 首都医疗卫生专业志愿者在行动！［EB/OL］.（2020-02-09）［2020-02-26］. https://mp.weixin.qq.com/s/oDLDEbJN3lPIPO38MzRIsQ.

第二节　信息排查岗志愿者岗位知识及要求

信息排查岗是为帮助有关部门、行政村（社区）做好人员排查工作而开发的岗位，主要面向本辖区居民、驻区企事业单位人员进行健康排查、活动轨迹排查并配套开展防疫宣传等相关便民服务。信息排查岗志愿者是社区的“安全卫士”。

一　信息排查岗岗位分类

信息排查岗志愿者根据工作方式不同，分为两类：

1. 电话排查岗：主要是通过电访居民，掌握社区居民及其家庭成员体温状况、人员信息、近期外地出行等情况，辅助疫情防控和健全大数据。

2. 入户排查岗：主要是通过入户探访，掌握社区居民及其家庭成员体温状况、人员信息、近期外地出行等情况，辅助疫情防控和健全大数据。

二 信息排查岗岗位职责

通过电话排查、入户排查等方式协助有关部门、行政村（社区）开展人员排查、防护知识宣传、疫情信息收集及报告、健康服务、秩序维护等工作。

三 信息排查岗岗位要求

1. 年龄在18—45周岁为宜（若开展电话排查，年龄可适当放宽），个人身体及心理健康状况良好。

2. 近一个月无感冒发热、咳嗽、呼吸困难或疑似新冠肺炎等症状。

3. 统一接受调度指挥，不得擅自行动，时刻做好防护措施。

4. 熟悉本地语言及文化者优先。

5. 按照属地管理原则，在志愿者所在行政村（社区）就近开展志愿服务，原则上不跨区域开展。

6. 到岗后，如果工作内容发生变化，按照省市最新指引开展工作。

四 信息排查岗志愿者服务的注意事项

防疫期间，信息排查岗志愿者做好自身防护措施方能上岗，并根据服务方式的不同，有以下注意事项：

（一）开展电话排查的注意事项

1. 根据社区志愿服务安排，于指定时间、地点开展电话排查工作。

2. 提前熟悉疫情常见问题和工作流程，做好信息排查、防疫宣传等相关知识的学习。

3. 使用社区的工作电话（固定电话或工作手机）开展电话排查工作。

4. 熟悉和掌握电话排查程序。

●向电访对象进行自我介绍。“您好，我是××社区居委会的志愿者，现开展社区疫情防控的电话排查工作，请问您是居住在××（地址）的居民吗？”

●明确电访内容。询问居民及其家庭成员籍贯、身体健康、生活状况、近期外地出行（途中活动轨迹）、疫情登记（具体根据当地登记要求进行，如广州“穗康”、深圳“深i你”等微信小程序）、防护措施等基本情况。

●做好相关记录。要及时做好电访记录，发现问题要立即上报。

●礼貌结束电访。电访结束时，要对电访对象表示感谢，再等对方挂断电话。

●对空号、错号、未接通等情况进行记录，并告知社区工作人员。

●针对电访中的常见问题，可提供一些解决办法（如告知疫情登记小程序如何使用、哪里可以得到口罩等防护用品）。

●遇到不能回答的问题时，可请对方稍候，再请社区工作人员回复。

●在完成电话排查后，要及时使用75%的酒精或消毒湿巾对工作电话、笔、记录本等进行擦拭消毒。

（二）开展入户排查的注意事项

1. 做好入户排查前的基本准备。

第一，看身体状况。自查是否有发热、咳嗽、胸闷、头晕、腹泻等不适症状。如果发现不适症状，立即报告社区工作人员，暂停入户排查工作。

第二，看防护装备。参照本书第二部分相关指引，按照规范与要求戴好口罩、防护面屏或护目镜、手套（以一次性手套为最佳）、帽子（以一次性手术帽为最佳）、工作服等防护装备。

第三，看随身物品。随身携带相应排查记录表、笔、防疫宣传资料、相关证件（如志愿者工作挂牌、身份证等）、消毒液（如75%的酒精、84消毒液、速干免洗手消毒液）等物品。

2. 不要进入群众家中。所有的交流应该在门口完成，进入居民家中会对其家庭卫生造成污染。

3. 交流保持一定距离。入户排查时，敲门后等待及交流期间，至少保持1米以上的距离，不要近距离进行交流。对于社区居家医学观察对象，志愿者只须陪同走访，入户询问、测量体温及咽拭子采样等工作由社区卫生人员具体操作。对家中有人、不愿意开门的，可先进行疫情形势教育、法律政策宣传，劝导开门；对经多次劝导、拒不开门者，须做好登记并报当地居委会协调解决。

4. 材料交接要及时消毒。入户排查期间，尽量不要派发材料。如果确有材料派发或需居民签字，要对笔、手部进行消毒。

5. 提醒受访居民及时洗手。提醒居民关门后按照七步洗手法进行洗手。

（三）结束排查回到家后的注意事项

1. 一次性用品（口罩、一次性手套、一次性头套等）消毒后丢进垃圾袋扎紧，之后丢弃到社区指定垃圾桶。

2. 循环使用的物品（外套、眼镜、帽子、手机、钥匙、鞋子、外裤等）消毒后放到通风处。

3. 用七步洗手法进行洗手。

4. 及时洗澡并更换衣物。

5. 在完成上述事项之前，不要和家人（尤其是小朋友、老人）进行亲密接触，如共用水杯、同桌吃饭、拥抱、亲吻等①。

案例1：坚守在抗“疫”一线的广州市从化区信息排查岗志愿者②

80后的孙金光是广州市从化区人民法院的一名司法警察，同时也是一位有着11年服务经验的青年志愿者。新冠肺炎疫情发生后，孙金光得知所在社区急需志愿者协助开展信息排查工作。他在第一时间积极响应报名，深入社区抗“疫”一线，协助社区开展入户排查、电话排查等工作。

作为从化区青年志愿者协会会长，他还组织号召成立青年志愿者战“疫”先锋队，深入社区协助开展抗“疫”志愿服务工作，进行逐梯逐户“洗楼”式的战“疫”。

从化区城郊街作为一例新冠肺炎确诊病例的发现地，周边社区的

①以上TIPS内容来源于广州市团校（广州志愿者学院）在线上开展的广州防疫志愿者培训微讲堂。

②本案例素材及图片由广州市从化区青年志愿者孙金光提供。

居民们比较担心，而青年志愿者们毅然坚守在疫情防控第一线，挨家挨户进行“洗楼”式的战“疫”信息排查工作，对周边社区内的返穗人员和居民开展电话探访、入户探访等疫情防控排查工作志愿服务，开展疫情防控知识宣传，提高居民群众防范意识，引导居民群众不造谣、不信谣、不传谣，加强居民对健康理念和传染病防控知识的了解。在短短2天时间内，青年志愿者们就入户排查了社区居民4000多人，对稳定居民情绪、做好社区防控疫情工作起到关键作用。

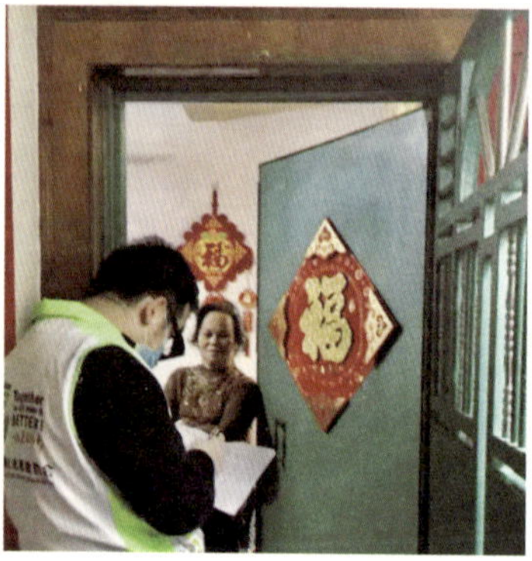
广州志愿者在开展入户排查工作

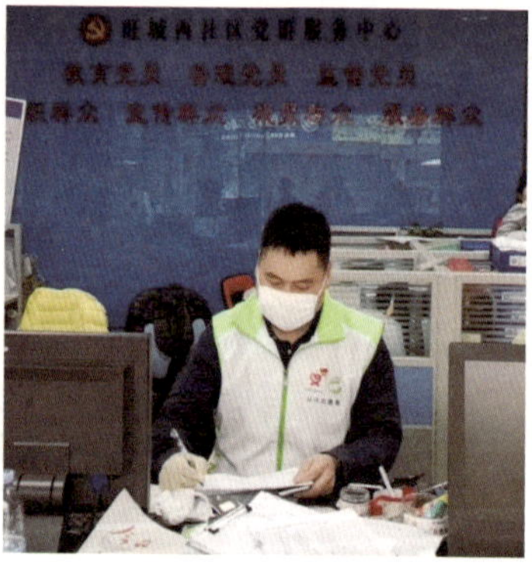
广州志愿者在开展电话排查记录工作

案例2：90后信息排查岗党员志愿者张珣的抗“疫”故事[①]

古四社区是武汉市硚口区韩家墩街道下辖的一个大社区，有5080户。其中，老旧小区就有6个，占小区总数的三分之二。社区疫情防控难度不小。

“社区工作人员太辛苦了，我希望能多做些事情，哪怕是再小的事，我也愿意多帮他们分担一些。”90后的党员志愿者张珣说。张珣在大学毕业后先是成为一名民警，后进入共青团武汉市委工作。按照“就近就便”原则，张珣成为了古四社区一名党员志愿者。2月17日至19日，武汉市开展拉网式大排查。张珣也跟着社区网格员，到各个老旧小区挨家挨户上门排查，给居民测量体温，登记信息，宣传政策。在大排查第二天，他们发现一位老人体温异常，于是紧急拨打120电话，并联系其家人，将老人送到医院检查。“还好，检查结果显示，老人因咽炎导致体温升高，没有感染新冠肺炎。”张珣说。

社区是疫情防控第一道防线，实行封闭管理后，面临突出的问题是社区工作人员人手不足。从2月20日开始，张珣和她的志愿者小伙伴们承担起了在老旧小区24小时轮流值守门岗的工作。志愿者们不仅要为进出小区的人员测量体温，还要劝返想外出活动的社区居民，并为他们解决社区团购遇到的问题。

“一个人的作用也许微不足道，但如果我们每个人都加入抗击疫情的队伍，凝聚起的力量就会越来越大。相信我们一定会早日战胜疫情。”张珣说。

---

①邓浩，赵春燕. 90后社区志愿者张珣的抗“疫”故事［EB/OL］.（2020-02-26）［2020-02-26］. http://finance.sina.com.cn/videonews/2020-02-26/doc-iimxyqvz5983466.shtmll.

第三节　防疫宣传岗志愿者岗位知识及要求

防疫宣传岗是主要面向广大市民普及科学知识、传授防疫方法、宣扬社会正能量，为进一步增强全社会战胜疫情的信心而开发出来的岗位。作为受众最广的防疫志愿服务岗位，志愿者必须具备正确的价值观、辨别是非的理性分析能力，有积极向上的良好心态、高度的责任心与耐心，并掌握一定的宣传工具使用手法。

一　防疫宣传岗岗位分类

防疫宣传岗可根据宣传渠道分为两类：

1．网络文明宣传岗：主要负责在微信公众号、微博、QQ等网络平台推送正确的防疫信息，制作防疫短视频，开展防疫作品征集推广等志愿服务工作。

2．线下防疫宣传岗：主要负责协助相关职能部门开展社区防疫宣传、农村防疫宣传等志愿服务工作。

二　防疫宣传岗岗位职责

1．微信公众号、微博等网络平台信息推送：撰写防疫宣传文稿，定时推送防疫政策法规、官方疫情信息与防疫知识，传播防疫期间的感人故事等。

2. 防疫视频制作推广：收集防疫视频素材，制作防疫正能量视频、政策法规宣讲视频等。

3. 防疫作品征集推广：征集防疫原创歌曲、短视频和抗疫诗词、漫画等文化产品，并进行广泛传播。

4. 社区防疫宣传：宣传国家最新的防疫政策法规、个人防护知识，普及网络健康登记手段，指导市民进行填写。对有医疗服务、心理服务等需求的市民，应积极向其宣传推广官方相关的救助支持渠道。

5. 农村防疫宣传：通过村广播、挨家挨户走访、无人机巡回广播等方式宣传个人卫生注意事项，播报最新的防疫政策法规、官方疫情信息，宣传戴口罩、勤洗手、测体温、勤消毒、少聚集、勤通风等防护手段。

三 防疫宣传岗岗位要求

1. 开展线下防疫宣传时，须按规范做好自我防护。

2. 要具备正确的价值观，具有明辨是非的能力，有高度的责任感和使命感，积极引导人民群众正确、理性看待疫情，为疫情防控营造良好的舆论氛围。

3. 不信谣，不传谣。遇到疑似谣言，引导公众通过官方渠道核实相关信息，做到不信谣，不传谣，不随意转发未经核实的信息。

4. 在劝说过程中文明有礼。遇到不愿意戴口罩的市民或村民时，要耐心讲解国家的疫情防控指引，强调戴口罩的重要性与疫情的严重性，并指导服务对象正确佩戴口罩。

5．关注疫情知识并广泛宣讲政策。时时关注中央媒体和当地党委、政府等官方信息平台，了解权威信息，在网络空间带头传播、宣讲政策。

6．注意团队形象。着装整齐，穿着工作服，佩戴工作证和志愿者标识。上岗时应佩戴好口罩，给服务对象带来良好示范效应。

小贴士

共青团中央开通了“疫情谣言粉碎机”网页，公众可以通过扫描右侧二维码对疫情信息进行查证，做“识破谣言小能手”，识破谣言后及时举报，做“谣言粉碎机”。

四 防疫宣传岗志愿者服务的注意事项

1．遵守基本的志愿服务礼仪，面对服务对象应亲切、有礼；遇到服务对象不明白的地方要耐心解答；遇到服务对象不听劝阻时，尽量不要与他发生冲突，必要时可寻求公安机关的帮助。

2．原则上须与宣传对象保持1米左右的距离，非必要情况不要靠得太近。

3．规范宣传内容，就服务对象可能问到的问题如何答复，要事先进行准备，宣传口径应合法合理、有理有据。

4．遵守新闻稿、微信公众号、抖音等发布流程，严禁未经审核擅自发布，严禁转发未经证实的信息。

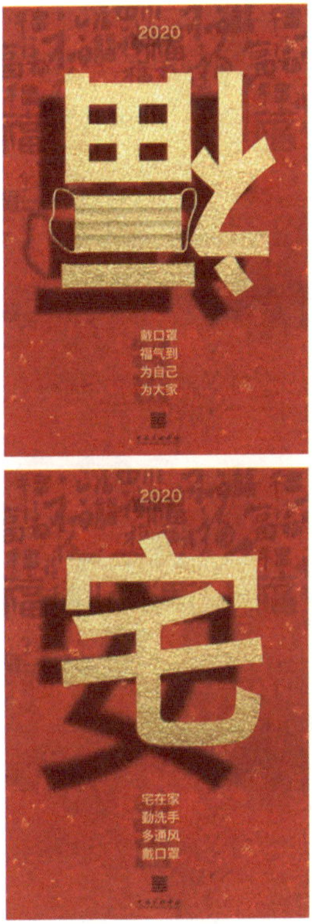

团中央青年志愿者行动指导中心战“疫”海报设计

案例1：战“疫”海报设计志愿者征集令①

当前，面对新型冠状病毒感染肺炎疫情，全国人民团结一心，阻击疫情。多省市启动重大突发公共卫生事件一级响应，在一级响应面前，没有局外人！

为认真贯彻落实习近平总书记重要指示精神，依靠人民群众坚决打赢疫情防控阻击战，我们共同发起“抗疫防控”主题海报设计作品征集活动，面向全国征集作品，供各条战线使用。有特长、有热情、有愿望的青年志愿者们朋友行动起来吧！这是特殊时期的特殊的志愿者服务，心手相牵，合力战“疫”！

一、作品内容要求：

利于凝聚人心，增强信心，传递正能量，传播正确防控方式和中央有关防控工作的精神和要求。

①根据中国青年志愿者微信公众号2020年1月30日推文《战“疫”海报设计志愿者征集令》整理。

二、投稿、咨询要求：

以邮件方式投稿、咨询，邮件主题处请务必注明姓名、单位、联系电话、作品名称，邮件正文写明作品说明和创作感受。附件要求jpg格式，邮件不大于2MB；投稿邮箱：zgjyhb2020@126.com。

发起方：团中央青年志愿者行动指导中心

2020年1月28日

案例2：“疫情防控，广州青年在行动”公益短视频征集活动①

为展现广大青年在疫情防控一线的行动、科学应对疫情的奇招妙招，向社会传递打赢疫情防控硬仗的坚定信心和必胜信念，由共青团广州市委员会指导，广州市团校（广州志愿者学院）和广州市广播电视台花城FM App共同开展“疫情防控，广州青年在行动”公益短视频征集活动。

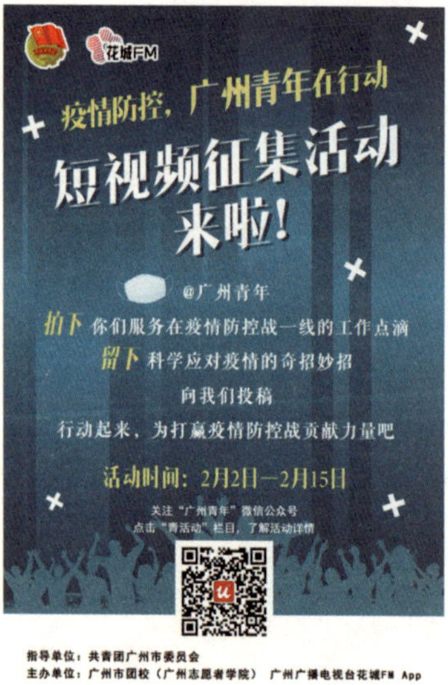
花城FM
疫情防控，广州青年在行动
短视频征集活动
来啦！
@广州青年
拍下 你们服务在疫情防控战一线的工作点滴
留下 科学应对疫情的奇招妙招
向我们投稿
行动起来，为打赢疫情防控战贡献力量吧
活动时间：2月2日—2月15日
关注“广州青年”微信公众号
点击“青活动”栏目，了解活动详情
指导单位：共青团广州市委员会
主办单位：广州市团校（广州志愿者学院） 广州广播电视台花城FM App

“疫情防控，广州青年在行动”公益短视频征集活动海报

一、活动时间：2020年2月2日至2020年2月15日。

①根据广州市团校微信公众号2020年2月1日推文《“疫情防控，广州青年在行动”短视频征集活动来啦！来为广州青年点赞吧！》整理。

二、征集对象：面向广大广州青年进行征集。可以个人身份投稿，也可以单位、机构组织身份投稿。

三、作品要求：

1. 内容健康、积极、向上，符合社会主义核心价值观，弘扬正能量。

2. 视频须为原创作品。投稿者应对作品拥有完整的著作权，并保证其所投送的作品不侵犯第三人包括著作权、肖像权、名誉权、隐私权等在内的合法权益。

3. 视频格式：mp4，分辨率：540—720 p，时长60秒以内，画面清晰。

四、参与方式：

1. 下载花城FM App并注册，点击首页活动Banner进入活动。

2. 上传创意视频，视频通过审核后，可以分享转发，呼唤亲朋好友参与点赞。

3. 同一用户只可上传一个作品，作品审核通过前可重复上传，审核通过后，作品不可更改。

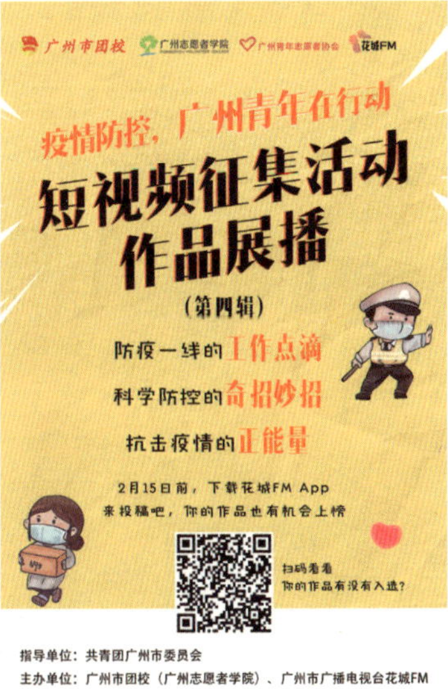

“疫情防控，广州青年在行动”公益短视频征集活动作品展播海报

五、奖励设置：

作品获赞数第一名：获得由广州市团校（广州志愿者学院）颁发的奖状，由花城FM为获奖者拍摄专业Vlog短视频。作品获赞数第二名、第三名：获得由广州市团校（广州志愿者学院）颁发的奖状，由花城FM为获奖者制作公益宣传声带。团市委平台采纳的优秀作品：获得由广州市团校（广州志愿者学院）颁发的奖状。

第四节　心理咨询岗志愿者岗位知识及要求

心理咨询岗主要是为了在疫情防控期为不同人群提供心理支持、心理疏导、危机干预等服务，帮助求助者预防和减轻疫情所致的心理困顿，寻找和利用社会支持资源，维护心理健康，防范心理压力引发极端事件而开发出来的志愿者岗位。

一　心理咨询岗岗位分类

为减少防疫期人员接触，心理咨询岗志愿者通常以线上方式开展服务，根据岗位服务方式的不同，主要分为两类：

1. 热线服务岗：依托全国各地的“12320”卫生热线、“12355”青少年服务台等热线电话，为来电者提供心理问题咨询、心理支持、心理援助等服务。

2. 网络咨询岗：通过微信、QQ等开展线上咨询，为有需要的民众提供心理问题咨询、心理支持、心理援助等服务。

二 心理咨询岗岗位职责①

1．在防疫期间为社会大众提供各类心理及情感支持，如心理陪伴与疏导。

2．向社会大众宣传普及相关防治知识及自我心态调整的科普知识。

3．帮助社会大众制订心理康复计划。

4．在专业人员指导下对大众的心理状态进行初筛评估，识别高风险行为，并转介至相关专业部门。

5．定期接受岗位培训和督导。

6．遵守心理健康服务伦理要求。

三 心理咨询岗岗位要求

1．达到国家法定年龄（年满18周岁），原则上不接收未成年人。

2．自愿参加志愿服务，具有良好的专业素养和敬业精神，有良好的职业操守。

3．身体健康状况良好，同时心理健康状况良好。

4．具有心理支持与心理服务工作经验者优先，具有医学、心理学、社会工作专业背景者优先。

5．语言表达清楚，沟通、交流的意愿和能力强，熟悉本地语言及文化者优先。

6．接受过相应岗位培训，掌握热线服务等实践操作。

①国家卫生健康委员会疾病预防控制局．应对新型冠状病毒肺炎疫情社区服务心理支持技巧50问[M]．北京：北京大学医学出版社，2020．

四　心理咨询岗志愿者服务的注意事项

（一）具备政治责任感

志愿者应当具备基本的政治责任感，在遵守国家法律法规的基础上开展工作，及时传达有关法律法规和政策，不做违背法律和道德的事情。

（二）科学准确传递信息

志愿者应当通过培训和督导，认真学习心理咨询、疫情防控等相关专业知识，科学准确传递信息，做到：

1. 不传递未得到证实的信息。

2. 不要轻易给予承诺。遇到不能回答的问题时，要真诚地告诉求助者："您的这个问题我现在不太清楚，我回去后去咨询相关部门，会在明天×点前给您回复。"注意，承诺后要做到。

（三）保持客观公正

志愿者应当以客观、科学、公正的态度对待每一位求助者，尽量减少个人价值观对求助者的影响，做到：

1. 不要给予直接指令。

2. 不要强迫对方坚强。

3. 不给予道德价值评判。

（四）熟悉基本工作流程

1. 向求助者进行自我介绍。

2. 明确求助者沟通的内容，全程用温和稳定的声音、中等语速交流。

●询问求助者目前有什么需要或问题。

●可以聊防疫期间他（求助者）相关的情绪、想法、每天的生活内容（进食、睡眠、娱乐活动等），还可以聊他的身体感受，例如是不是觉得肌肉紧张、心慌等（包括既往的身心疾病）。

●询问求助者是否有过类似的经历，当时是如何应对的，成功的经验有哪些，还有哪些资源（亲朋好友、个人经验、职业、能力、性格等）可以利用。

●提供正规渠道的疫情防控信息或一些积极的信息，不要传播未经证实的信息，给予求助者以希望。

●如果掌握资源允许，可帮助解决一些实际困难（如告知哪里可以得到口罩等防护用品、哪里可以快速就医、穗康小程序如何使用等）。

3．收集好求助者的基本信息，做好相关咨询记录。

（五）掌握心理咨询基本技巧

1．学会倾听：志愿者要在接纳求助者的基础上耐心地听、认真地听、有回应地听，针对求助者不轻易下结论，而应理性妥善处理。例如，遇到居家隔离的求助者感到恐惧、焦虑而不停倾诉时，志愿者要耐心倾听，不要立刻打断对方，必要时可适当反馈你（志愿者）的感受，如“听起来，您现在最大的担忧是你的家人”等。

2．确认感受：了解求助者内心的具体感受，如愤怒的情绪、挫败感、被辜负等。

3．正常化感受：让求助者明白他所经历的感受是正常的，积极鼓励求助者表达感受。

4. 认可感受：认可求助者的感受，让求助者明白表达感受是没有问题的。

5. 内容反馈：重述求助者的话，传递出对求助者所谈内容的理解，也是对内容的澄清和总结。

6. 澄清问题：帮助求助者澄清自己陈述的事情和感受。

7. 巧妙提问：根据具体情境，适当进行有效提问。

8. 确定首要问题：求助者往往受多个问题困扰，须澄清并确认最须解决的问题是什么。

9. 应对沉默：求助者情绪较激动，或是不知如何回答求助者的问题时，可沉默一会儿。但不宜沉默太长时间，令求助者产生不舒服的感觉。

10. 注重观察：如果面对面（根据疫情做好防护并保持一定距离）或通过视频沟通，可以注视求助者的眼睛，给予点头等回应；注意观察求助者身体语言提供的信息，如声音高低、语速、表情等，评估其情绪状态。

小贴士

心理咨询岗志愿者如何巧妙提问？

1. 常用提问方式：

● 开放式提问：引导求助者多谈一些，鼓励求助者继续谈下去。

"您刚才提到，因为全家居家隔离，家人都比较害怕，那您觉得互相做点什么能让家人的害怕少一点？"

● 封闭式提问：需要直接、具体的回答，用于澄清事实或评估危险。

"您和您的家人是否在穗康小程序上登记了信息？"

2. 注意避免使用下面两种提问方式：

● 引导式提问：谈话中趋向于反映志愿者自己的观点，不把机会给求助者。

● 多问题提问：求助者常常只能回答一个问题，这样提问达不到预期目的。

（六）及时处理应急事件

志愿者在面对应急或突发事件时，要沉着冷静，及时恰当地进行处理，不得违反相关职业守则。对应急事件应及时上报，不可隐瞒。

（七）遵守保密和知情同意原则

除保密例外情况，未经求助者知情同意，严禁志愿者将求助者的个人信息、求询问题以及相关信息透露给第三方，更不可利用上述信息谋取私人利益。因工作需要，热线咨询志愿者如对热线服务过程进行录音，应当事先取得求助者的知情同意。

案例1：广州12355"心理防疫"青年突击队[①]

新冠肺炎疫情发生后，共青团广州市委员会积极组建"广州 12355 疫情防控心理疏导工作组"，通过 12355 广州青少年服务台迅速成立"心理防疫"青年突击队，组织专业心理咨询师、社工、心理专业志愿者等轮班在线，开展疫情辟谣、心理支援、情绪疏导等心理防疫线上服务。

黄臣是一名在粤学习工作 25 年的湖北籍广州人，2020 年除夕夜与妻女怀着忐忑不安的心情离开湖北返穗，已按要求居家观察 14 天。他时刻关注着疫情变化，彷徨之际，看到了招募青年战疫志愿突击队队员的活动，即使足不出户，也能线上用自己的专业知识帮助他人，所以决定第一时间报名参加线上心理防疫志愿服务。2 月 9 日，黄臣网络在线提供广州 12355 心理疏导咨询服务后感叹：广州市 12355 架起了一座座心桥，给沉浸在各种情绪焦虑中的市民送去了真情大爱；心理热线以倾听、接纳、理解、支持、鼓励的暖心陪伴，传递着关爱、传递着希望，感动着他人，也感动着自己[②]。

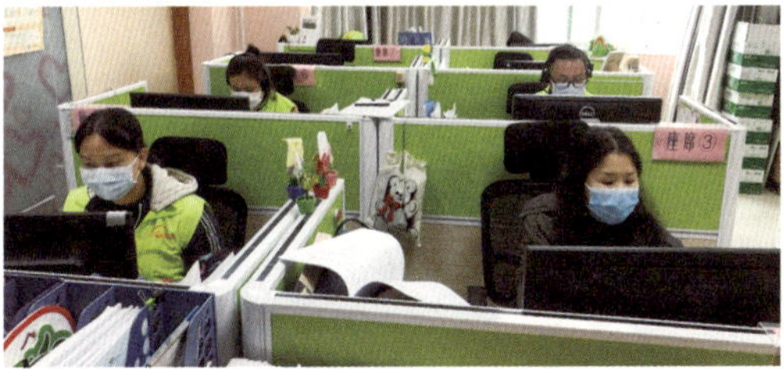

12355 广州青少年服务台在防疫期间开展热线咨询服务

①本案例参考12355广州青少年服务台提供的素材和《广州日报》相关媒体报道素材整理。

②王嘉，徐福，吴敏婷. 点开，这里七招教你抗"疫"郁［EB/OL］.（2020-02-13）［2020-02-26］. http://news.dayoo.com/gzrbrmt/202002/13/158562_53117444.html.

案例2：守护着心理防疫线的武汉志愿者[①]

“我爱人住上院了，这些天是你们陪我熬了过来。谢谢！”收到陈阿姨发来的信息，95后姑娘肖心爽长舒一口气，晚上终于可以睡个好觉了。一连两周，每到晚上，肖心爽的手机就会响个不停，微信里一条条语音提醒着她，家住武汉江岸区台北街的陈阿姨情绪不太稳定。先是老父亲疑似感染新冠肺炎，随后她和爱人也先后疑似感染，60多岁的陈阿姨一度失眠。好在有肖心爽和另外两名志愿者不断开导和陪伴，让陈阿姨慢慢学会调整情绪，重新树立信心。

肖心爽是武汉泽霈社会工作服务中心的志愿者。她和150多名志愿者一起守护着心理防疫线。志愿者中，大多数人不在武汉。他们为了同一个目标聚拢，经过培训后成为江岸区台北街道和武昌区白沙洲街道居民随叫随应的服务员。

吕莹是一名心理咨询师，有着13年志愿服务经验的她带领大家在线上服务。4人一个小团队加入社区网格微信群，在群里“听差”，同时密切关注居民的身心健康状况。按照设计规划，每个小团队中必须有1名心理咨询师和1名医护人员。台北街位于汉口城中心，居民以中老年人居多。吕莹和其他的志愿者每天都会与社区工作者一起筛选出利好信息，营造积极向上的气氛。

①程远州．义务帮助武汉市民疏导情绪　他们守护着心理防疫线［EB/OL］．（2020-02-10）［2020-02-26］．http://lady.people.com.cn/n1/2020/0210/c1014-31579151.html?from=groupmessage.

第五节 产品包装岗志愿者岗位知识及要求

产品包装岗是为支援疫情防控重点保障物资生产企业复工复产而开发的志愿者岗位，主要负责物资的生产、分拣、包装、封箱等工作。工作步骤较为简单，工作难度不高，一般情况下对志愿者专业技能无特别要求，适合广大志愿者参加。

一 产品包装岗岗位分类

根据物品用途不同，产品包装岗可分为以下两类：

1. 防疫用品包装岗：主要负责检测试剂盒、采样试管、采样棉签、抗疫药物等产品的包装工作，服务单位多为医疗科技公司及生物药业公司，服务地点多为无尘无菌车间，对卫生要求较高，以流水线方式作业。

2. 防护用品包装岗：主要负责医用口罩、医用隔离垫、医疗防护服、医用护目镜、医用酒精、消杀用品等产品的包装工作，服务单位多为医疗设备公司及化工公司，服务地点为无尘无菌车间或普通车间，以流水线方式作业。

二 产品包装岗岗位职责

1. 检查产品的外观和规格，挑选达到质量规范的产品，对不合格产品进行分类、统计及回收处理。

2．复核产品数量，按照标准的工作流程对产品进行叠放、捆扎、入盒（袋）等操作。

3．操作热敏封口机，对塑料包装袋进行封口。

4．操作机器印制标签贴，核对信息并将标签粘贴在外包装盒（袋）上。

5．盘点和整理成品，对成品进行封箱、搬运、入库及明细登记等操作。

6．负责操作现场的清洁工作及设备工艺器具的整理清点工作。

三 产品包装岗岗位要求

1．年龄18—45周岁，身体素质良好，近期无疫情重灾区进出史，无与确诊病人或疑似病人接触史，无感冒发烧、咳嗽、呼吸困难或其他不适症状。

2．动手能力强，打包速度快，具备良好的节约意识。

3．敏锐观察力，具备良好的辨色及剂量辨别能力。

4．严谨细致，吃苦耐劳，有强烈的工作责任心。

5．沟通能力强，服从安排和调配，具备良好的团队合作意识。

四 产品包装岗志愿者服务的注意事项

1．遵守服务单位的管理规定，服从工作安排；严格按照安全生产要求开展工作，做好个人防护措施，避免意外发生。

2．普通车间的志愿者须全程穿戴口罩、防尘帽、橡胶手套和鞋套。

3．无尘无菌车间的志愿者须全程穿戴口罩、防尘帽、橡胶手套、鞋套和防护服。

4．上岗前，志愿者须接受体温测量，使用消毒液洁净双手，按要求穿戴防护物品，符合卫生条件者方可进入车间。

5．包装前，必须清理现场区域内与包装品项不同的物品和杂物，做好工作台面、设备、地面清洁卫生，提前备好所需包装物品。

6．包装期间，切勿随意使用手机等通信工具，以免造成产品二次感染；临时离开岗位的，须重新消毒后方可再次进入车间。

7．产品入盒（袋）及装箱时，须反复核对产品数量、装袋方向、标签信息、粘贴位置等，确认无误后方可包装。

8．服务结束后，按要求收纳产品，及时清洁车间，将口罩、防尘帽、橡胶手套等一次性用品丢弃到指定位置。

案例1：广州首批青年战疫志愿突击队志愿者上岗，助力医疗防疫物资生产①

组建全市首批青年战疫志愿突击队

为了保障战疫物资生产企业用工需求，共青团黄埔区委员会、黄埔区青年志愿者协会启动青年志愿服务应急响应机制，围绕开发区“暖企8条”政策，做好应急志愿者的组织和储备工作，支持企业做好疫情防控工作前提下的全面复工复产，积极对接区内重点物资生产企业，投入疫情防控应急志愿服务。

2月4日起，广州市志愿者行动指导中心、黄埔区青年志愿者协会相继发布《黄埔区青年战疫志愿突击队志愿者招募公告》9个，组建全市首批青年战疫志愿突击队。2月5日至3月2日，共组织2230名青年志愿者助力广东南芯医疗科技有限公司、广州万孚生物技术股份有限公司、广州洁特生物过滤股份有限公司、广东国盛医学科技有限公司（黄埔区战疫物资企业）加紧生产战“疫”防控物资，支援疫情防控工作。

志愿者走进车间，助力企业复工复产

作为广州市首批青年战疫志愿突击队成员，在做好个人防护工作，经过公司专业工作人员培训后，全体志愿者以饱满的热情投入到医疗防疫物资流水线生产工作。参与生产的过程中，志愿者充分发挥先锋模范带头作用，展现了广州青年的社会担当。

志愿者到企业帮助生产战疫防控物资，并非人们想象中的清闲，工

①本案例综合了《南方都市报》2020年2月7日《广州市首批青年战疫志愿突击队志愿者上岗，助力医疗防疫物资生产》及广州市黄埔区人民政府、广州开发区管委会官网2月27日关于“区青年战疫志愿突击队临时党支部成立”的新闻报道。

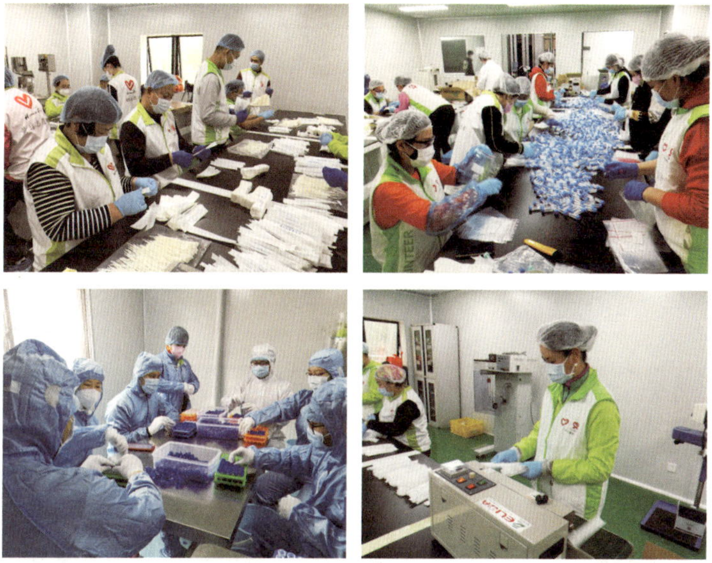

广州黄埔区志愿者认真细致地分拣和包装医疗物资

作强度和紧张程度都很高，而且是每天都做着同样枯燥、高难度的流水线生产工作。分上下午两班，每班30人，每班工作4小时，他们被分成多个小组流水线作业，有的包装咽拭子采样棒，有的包装一次性病毒采样管，有的拧采样管瓶盖。志愿者们都来自各行各业，对于很多志愿者来说，做流水线生产还是第一次，不但要尽快上手、尽快适应，还要做到熟练且不怕枯燥。工作一天下来，大多数志愿者都感觉到疲累，但每想到疫区前线的白衣逆行者，他们都觉得这一点苦和累不算什么。

案例2：蓬江志愿者紧急支援企业，生产防疫物资支援武汉！①

为应对严峻的医用防感染织物收集袋短缺问题，共青团江门市委员会、江门市义工联、共青团蓬江区委员会主动对接辖区内广东宝德利新材料科技有限公司（以下简称“宝德利”），了解他们生产医用防感染织物收集袋的需求，招募并组织志愿者前往该厂一线生产车间进行收集袋的生产及包装工序，帮助企业做好复工复产工作。宝德利是全国唯一一家生产该类水溶性医用防感染织物收集袋的公司，目前制作的医疗

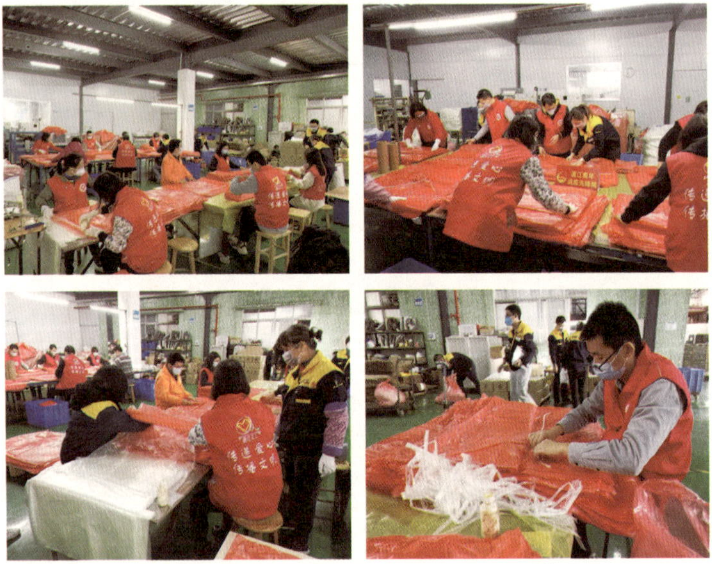

江门蓬江区志愿者认真细致地折叠和包装医用防感染织物收集袋

①蓬江发布编辑部. 蓬江志愿者紧急支援企业，生产防疫物资支援武汉［EB/OL］.（2020-02-15）［2020-02-26］. http://gd.news.163.com/jm/20/0215/09/F5DT9R9804179HVL.html.

收集袋将首要供应给武汉金银潭医院、火神山医院、同济医院等对该物资有大量需求的医院。

本次招募活动吸引了医生、老师、企业白领等不同行业的20多名志愿者报名。在工厂专业人员的指导下，志愿者们迅速掌握收集袋粘贴、包装等方面的技巧并投入到制作当中。志愿者需要协助完成三个步骤：套袋—粘贴水溶性塑封袋—折叠。据悉，由于前线需求量巨大，公司负责人表示，“多亏这批热心的志愿者来帮忙，一定程度上缓解了人手不足的问题，真的非常感谢他们”。

第六节　物资整理岗志愿者岗位知识及要求

物资整理岗是为支援防疫防护物资生产企业或收发单位有序开展物资整理工作而开发的志愿者岗位，主要负责各类物资的盘点、记录、搬运、输送等工作。工作步骤较为简单，工作难度中等，对志愿者体力要求较高，适合身体素质较佳的志愿者参加。

一　物资整理岗岗位分类

该岗位主要设置在各地红十字会、慈善会、有募捐资格的基金会、临时接收捐赠物资的社会团体以及防疫防护物资的生产企业内。由于物资收发工作紧急且不定时，该岗位偶尔须凌晨或通宵上岗。根据物资整理工作的流程，该岗位可分为以下两类：

1．物资盘点岗：主要负责物资的接收、盘点、质量检查和台账记录等工作。

2．物资运送岗：主要负责物资的分拣、搬运、装卸、交通运输等工作。

二　物资整理岗岗位职责

1．按照医疗药品、消毒药品、防护用品、生活用品、食品等分门别类整理及存放物资。

2. 检查物资外观包装、生产日期、有效期、标签等，分拣及处理不合格物资。

3. 做好物资入库、出库台账记录，掌握物资库存情况，按规定公示物资收发明细。

4. 负责物资拣选、搬运、装车及运送等工作。

5. 负责物资存放库区的清洁及消毒工作，做好库区防火、防盗、防破坏工作。

三　物资整理岗岗位要求

1. 年龄18—45周岁，近期无疫情重灾区进出史，无与确诊病人或疑似病人接触史，无感冒发烧、咳嗽、呼吸困难或其他不适症状。

2. 熟悉货物堆码、分类保管及盘点的基本操作，能灵活运用Excel软件制作台账。

3. 身体素质佳，耐力好，能承担长时间的重物及大件物资搬运工作。

4. 参与物资运送的志愿者须持有C1以上驾照，驾龄不少于3年，驾驶技术良好。

5. 认真细致，吃苦耐劳，具备高度的工作热情。

6. 沟通能力强，服从安排和调配，具备良好的团队合作意识。

四 物资整理岗志愿者服务的注意事项

1．遵守服务单位的管理规定，服从工作安排；严格按照安全生产要求开展工作，做好个人防护措施，避免意外发生。

2．按规定戴好口罩、手套，穿着志愿者马甲，不准衣冠不整、赤膊拖鞋作业。

3．确保库区整洁卫生、分区合理、区域标识清晰，预留足够的出入通道及安全距离、安全高度。

4．准确核对入库物资的数量、品名、产品批号、生产日期和有效期，及时填写台账，保证账、物一致。

5．科学、如实、准确地记录物资收发明细，妥善保存底单，按规定通过各种渠道公示信息。

6．文明装卸，严禁拖地操作，严禁乱丢乱放物资，搬运物资时须做到“重不压轻、大不压小、堆放平稳、捆扎牢固”。

7．搬运大件重型物资时，必须两人或两人以上共同操作，注意避免在搬运过程中发生擦伤、碰伤、扭伤等问题。

8．禁止在库区吸烟，严禁携带易燃、易爆等违禁物品进入库区，非在岗志愿者不得随意进入库区。

9．出车前要例行检查车辆的水、电、油及其他性能是否正常，运输过程中严格遵守交通法规和各项规章制度，收车后及时清洁车身。

案例1：客服经理赴火神山当志愿者，24小时待命收发捐赠物资①

请战，为火神山做后勤物资服务

为全力遏制新冠肺炎疫情，武汉市政府效仿2003年非典时期北京的小汤山医院，先后于1月23日和1月24日，开始建造武汉火神山医院和雷神山医院。但在与时间赛跑争分夺秒地完成医院基础建筑之后和使用之前还有几件很重要的事情——秩序、开荒、保洁以及后勤物资收发管理工作。火神山医院的开荒、保洁以及后勤物资都需要大量的志愿者帮忙，而吴峰就是到达火神山医院支援的成千上万名志愿者之一。

24小时待命，接到电话就立刻工作

“到达后，我主要负责物资管理板块工作，做仓库管理。有很多志愿者送过来的物资，我们就把物资收到车库，做好入库、出库工作，和平时的物业方面的工作有一点类似，工作量非常的大。”拥有一线物业工作经验的吴峰对物资入库和统计的工作并不陌生。

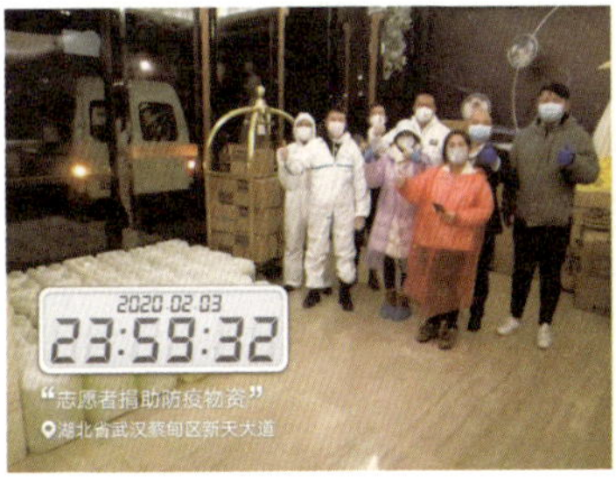

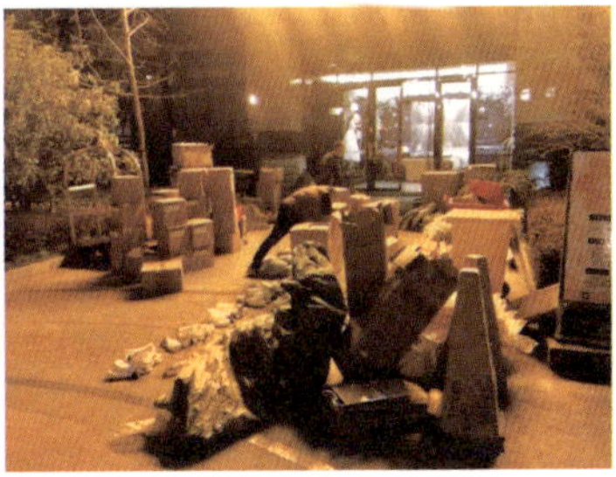

吴峰和同组志愿者连夜整理物资

①徐倩. 客服经理赴火神山当志愿者，24小时待命收发捐赠物资［EB/OL］.（2020-02-11）［2020-02-26］. http://www.bjnews.com.cn/house/2020/02/11/687663.html.

吴峰所在的物资组每天没有固定的工作时间，属于24小时待命。“因为你不确定捐赠物资的人什么时候到，物资是什么时候要，反正只要任务来了就立刻开始工作。每天都很忙，只要一个电话过来，我们就立刻准备物资，然后医院就直接过来领取。”吴峰描述道。

吴峰回忆：“有一天，有一批紧急的医用物资，我们3个人花了5个小时，连夜将物资卸下，并完成入库工作，让一线医护人员能够更快拿到救助病人急需的物资。”

案例2：阳新县应急管理局志愿者：战“疫”中的“物资搬运突击队”①

湖北省黄石市阳新县应急管理局作为防疫物资储备仓库，每天要承受着大量防疫物资的接收分配任务。随着疫情防控工作的深入开展，各种防控物资陆续运抵该县，为保证物资的及时分发，县应急管理局志愿者自发组成“物资搬运突击队”，为疫情防控贡献志愿者力量。

为保证救援物资及时搬运、分发，疫情防控期间，志愿者们都习惯了随时听候调遣、随时出发行动的节奏。志愿者周全表示：“自疫情爆发以来，我们全员取消了休假，从年初一开始到现在，连日不间断地工作。虽然使我们有点疲惫，但是疫情面前，这点辛苦不算什么，能够为阳新防疫贡献一片力，心里感到特别充实。我们希望阳新能克服这一次困难，以后越来越好。”

①马鸣啸. 县应急管理局志愿者：战“疫”中的“物资搬运突击队”［EB/OL］. (2020-02-08)［2020-02-26］. http://yangxin.cjyun.org/p/73723.html.

经过两个多小时的努力，满满的一车物资全部卸货并摆放齐整，志愿者们也累得直不起腰。虽然口罩遮住了他们的脸庞，但遮不住热情的心，在一次次物资传递中，传递着爱心、传递着希望，也传递着战胜疫情的决心。

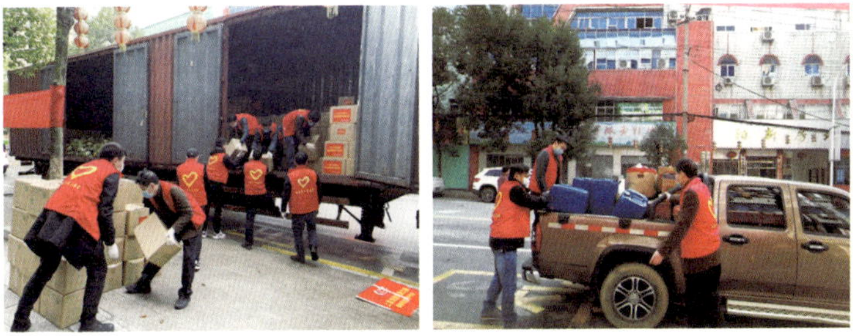

黄石市阳新县志愿者在有序搬运防疫物资

第七节　关怀支援岗志愿者岗位知识及要求

关怀支援岗主要是为了让抗疫一线工作人员更加安心地在前线工作、为他们及其家属提供各种关怀措施而开发的岗位，同时也涵盖了为重症患者、居家隔离者或者普通社区群众提供相应的生活支持性服务。

一 关怀支援岗岗位分类

关怀支援岗根据服务对象的不同，主要划分为三类：

1．面向抗疫一线工作人员（医生、警察、社区工作者）的志愿服务岗位：如义务接送、医疗物资购买对接、义剪等。

2．面向抗疫一线工作人员家属的志愿服务岗位：如幼儿陪伴、考生陪读、家庭保洁等。

3．面向重症患者、居家隔离者或者普通社区群众的志愿服务岗位：如参与各类社区关怀。

二 关怀支援岗岗位职责

1．义剪：免费为抗疫一线工作人员理发。

2．医疗物资购买对接：详细了解医院需求，寻找可靠的医疗物资购买渠道。

3．义务接送：按约定的时间、地点，接送医务人员上下班。

4．家庭保洁：为奋战在抗疫一线的医务人员提供居家环境保洁服务。

5．幼儿陪伴：陪伴父母都在抗疫一线工作而独自在家的孩子。

6．考生陪读：帮助父母都在抗疫一线工作的考生复习考试知识，为他们答疑解惑。

7．社区关怀：代买药、买生活必需品，照顾独居老人、残障儿童等。

三　关怀支援岗岗位要求

1．做好自我防护。按照本教材第二部分相关指引做好自我防护。由于该岗位中有部分志愿者与陌生人接触较多，尤其要做好消毒与个人防护工作，避免被感染成为新的传染源。

2．严禁带病上岗。上岗志愿者应密切关注自身的身体情况，每日上岗前测量体温，并做好登记，体温超过37.3℃不上岗。

3．密切留意服务对象健康状况。志愿者在入户前要做好充分的准备工作，详细了解服务对象是否有基础疾病，或者需要特殊照料等，针对可能面临的情况做好准备。发现服务对象有疑似感染或突发性疾病应立即上报。

4．以需求为导向开展针对性服务。深入了解服务对象的需求，有针对性开展服务。建立与他们沟通联系的固定方式，及时收集他们的意见反馈并不断优化服务方式和内容。

5．耐心细心开展专业化服务。服务对象面对疫情，可能产生焦虑、恐慌的情绪，志愿者须进行耐心开导；对于慢性疾病患者、残疾人士，志愿者须予以特殊的专业照料。

四 关怀支援岗志愿者服务的注意事项

1. 尽量减少与服务对象的接触。能采取远程服务的尽量采取远程服务，如通过视频远程陪伴医务人员子女，为其辅导功课。不能采取远程服务的，如为社区居民买药、送菜等，原则上采取无接触配送，与服务对象约定将物品放在指定处。

2. 注意自我隔离。在疫情高发期，频繁往返社区与市场等人流密集处的志愿者，建议单独居住，自我隔离，保护好自己的家人。

3. 防护物资不全不得上岗。由于一些关怀支援志愿者会频繁地密切接触人群，在上岗前务必佩戴好口罩等相关防护用品，既是保护自己也是保护他人。

4. 定时检查防护装备，装备破损不得继续进行志愿服务。如义务接送医务人员通勤的志愿者，由于防护要求较高，必须时刻关注自己的隔离服、口罩有无破损，一旦发现破损，须立即终止志愿服务，直到更新装备才能继续。

案例1：“您为大家·我帮您家”，“学习能量包”传递广州温暖①

疫情期间，广州市群团组织——工会、共青团、妇联整合资源，对广州市选派驰援湖北抗疫一线的153名医务人员，以及奋战在市属新冠肺炎患者定点接收医院抗疫一线的1500名医务人员，开展“您为大家·我帮您家”关爱行动，为抗疫一线医务人员及其家属的家事、心事、急难事，采取贴心的举措。主要包括送菜上门、长者照护、母婴服务、家庭保洁和物资、通讯、网络、用水用电用气等12项保障，还有沟通交流、精神鼓励、舒缓压力和心理援助等服务，以及其他个性化的操心事、烦心事、揪心事，由专人帮助办理。

共青团广州市委员会（以下简称团市委）积极行动，组织并发动青企协、青创班、领航班等社会各界爱心力量筹集物资，对广州市选派驰援湖北抗疫的一线医务人员子女，以及在广州市接收新冠肺炎患者定点医院参与抗疫一线防控救治的医务人员子女开展赠送“学习能量包”专项行动。团市委还将争取为广州选派驰援湖北抗疫一线有子女的医务人员家庭每户额外赠送一台国产品牌平板电脑。据统计，在2月期间，团市委对市内驰援湖北抗疫及广州地区一线医护人员家属送出总价值117.6万元的大礼包，包括向有物资需求的600户医务人员家庭赠送价值52.8万元，含藿香正气合剂、毛巾、被子等医药及日用品的“关爱大礼包”。

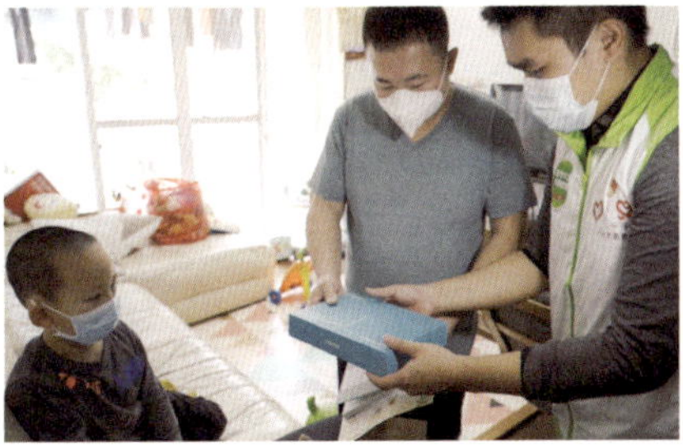

志愿者送“学习能量包”到抗疫一线人员家中

①金羊网. 230份“学习能量包”传递广州温暖[EB/OL].（2020-03-01）［2020-03-03］. http://news.ycwb.com/2020-03/01/content_30602685.htm.

案例2：大爱义剪：把医务人员“头顶”小事当成“头等”大事①

新冠肺炎疫情防控战役打响以来，广州市广大医务工作者和相关部门工作人员坚守抗疫一线，竭尽全力确保人民群众的生命安全。抗疫期间，原本遍布大街小巷的理发馆，因受到疫情影响难以开张。这让理发这种平日小事，变成了医务人员不得不面对的大难题。

2月28日，共青团广州市委员会、广州市总工会依托广州市志愿者行动指导中心、广州青年志愿者协会，组织义务理发青年志愿者分别来到广州医科大学第一附属医院、南部战区总医院一五七分院和广州市第一人民医院，为医院200多位一线医务人员提供了免费理发服务。

与以往不同的是，理发师都戴起了口罩，理发工具也都经过酒精消毒。理发的条件虽然没有店里好，但精湛的手艺和暖心的服务获得医务人员的一致认可和感谢，都说：“这样的义剪服务太及时，太贴心。”一名叫小红帽的义剪青年志愿者一边手法娴熟地理着发，一边说道：“新冠肺炎疫情面前，我们虽然不能到一线和防疫工作者一起战斗，但我们也想用自己的专业技能，尽自己的一点力量。只要需要我们，我们就一定义不容辞为医务人员义务理发。”

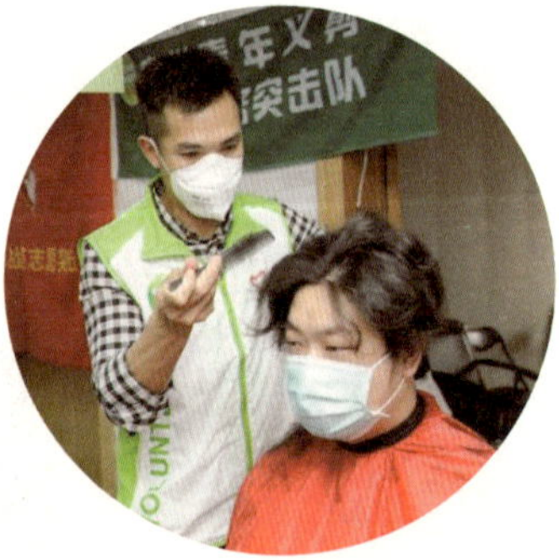

广州志愿者为一线抗疫人员义剪

① 广州工会. 把医务人员“头顶”小事当成“头等”大事［EB/OL］.（2020-02-28）［2020-02-29］. https://www.toutiao.com/a6798487548457910788/.

案例3：武汉社区志愿者为慢性疾病患者代开药买药[1]

2020年初，中国武汉地区爆发新冠肺炎。因疫情严重，武汉很多小区都进行了封闭式的管理，严禁住户外出。很多本来就有慢性疾病要定期去医院复诊、拿药的患者，一时不知如何是好。但是，病不能拖，药不能断，武汉社区网格员丰枫主动承担起了这项难题，帮着社区重症居民集中代开药、买药。

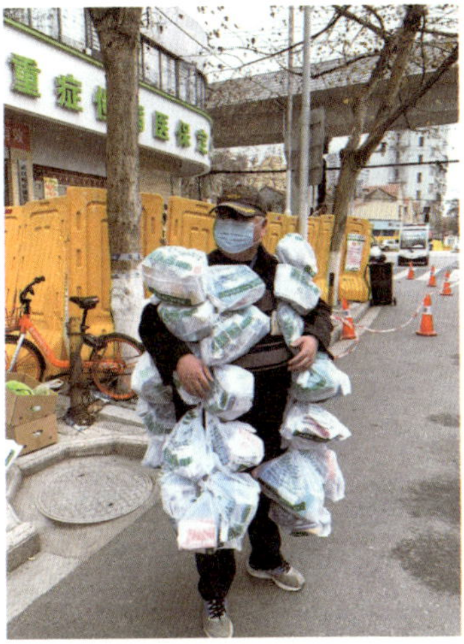

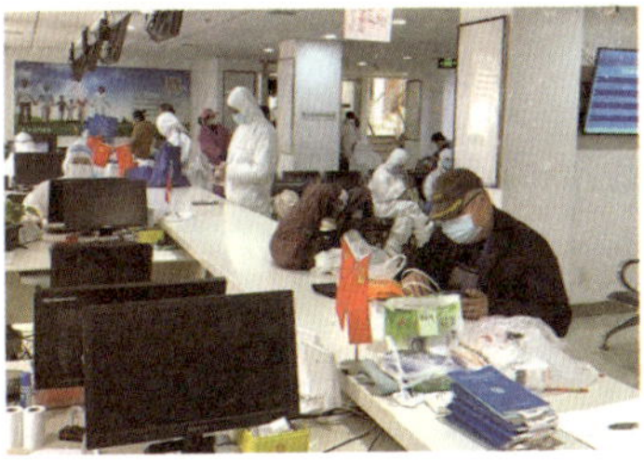

武汉社区志愿者丰枫在帮慢性疾病患者买药

每天上午，有买药需求的慢性病人或家属都会将病历、医保卡交到社区，丰枫先一一电话核对病人买药需求，以及是否使用医保卡等信息并做成清单，次日他再拿着清单前往药房开药。他背负了所在社区慢性病人的生命希望和寄托，让更多人安心地宅在家，用自己的行动为社区慢性病人打开了一扇生命之门。

①根据人民日报微信公众号2020年2月26日推文《谢谢你！浑身挂满药袋的人》整理。

第九章 防疫志愿者团队管理

防疫志愿服务是在特殊防疫期间开展紧急任务、解决群众刚性需求的综合性工作，“迫切需要”往往成了服务对象最常表达的词语。时间紧、任务重是防疫志愿服务工作的常态。如何对团队进行科学有效管理，确保规范、高效完成工作任务，成为志愿者骨干面临的重要课题。

第一节 防疫志愿者团队管理的重要性

一 有助于志愿服务高效运行

规范的团队管理流程有助于快速解决防疫志愿服务供需对接问题，找到合适的志愿者，进行岗位匹配，明确责任分工，让志愿者快速进入角色、投入工作。

二 有助于志愿服务规范运行

防疫志愿服务中，每个岗位都有相应的流程规范，必须严格遵照执行。严格把关的招募工作、充分的岗前培训、严谨的操作流程，有助于志愿者有序、规范开展志愿服务，提高防疫志愿服务工作的科学化、专业化水平。

三 有助于志愿服务安全运行

良好的团队管理、严格的消毒流程、细致的健康排查制度、有效的监督机制，有助于及时发现、杜绝团队中或服务环境中的安全隐患，避免造成重大事故。

第二节 防疫志愿者团队管理工作指引

时间紧、任务重、工作强度大是防疫志愿服务的常态，只有做好团队精细化管理工作，才能充分发挥志愿者的专业特长，提高工作效能，更好地助力防疫工作的开展。

一 招募工作要严格把关

1．信息发布：疫情期间，不建议采用线下面试招募方式，可依托各省市的线上平台进行招募，如广东省的志愿团队可在“i志愿”“志愿时”等志愿者平台上发布线上招募信息，也可以在微信、微博、抖音等社交平台发布招募信息。发布志愿者招募信息时，必须列明工作任务、岗位要求，切记要求报名者必须做好健康排查，提醒身体不适及近一个月内有重点疫区出入史者不得报名。

2．招募对象：因疫情防控需要，招募应坚持本地化、社区化原则和岗位匹配原则，在特定领域招募对口志愿者。

3．及时反馈：为便于迅速开展服务，防疫志愿者的录取工作应在招募发布后的48小时内完成。

4．筛选录取：录取时优先选择积极主动、身体健康、无不良记录、有一定志愿服务经验的志愿者。须核查报名者身份信息、实名认证，并进行健康排查。

小贴士

协议签订不可少。原则上，防疫志愿服务团队录取防疫志愿者后，要与志愿者签订服务协议，明确当事人的权利与义务，约定志愿服务的内容、方式、时间、地点、工作条件和安全保障措施等，严格落实志愿者保险保障。

二 培训工作要专业严谨

防疫志愿者上岗前，培训环节必不可少，只有培训落实到位，才能更高效地开展专业服务，并避免感染的发生。团队不得安排未经专业培训的志愿者参与风险系数较高、专业性较强的服务工作。

（一）线上培训

因防疫时期不宜大规模聚集，建议优先选择依托线上平台开展培训，可通过召开视频会议、推送短视频、开展线上"微课程""微讲堂"等方式进行。

案例1：广州推出防疫志愿服务培训线上"微课程""微讲堂"

为给疫情防控一线志愿者提供及时、有效的专业培训与智力支持，引导志愿者规范有序、科学安全地开展服务，在共青团广州市委员会指导下，广州市团校联合广州市志愿者行动指导中心、市卫生健康委员会团委、市疾病预防控制中心、市卫生监督所、市广播电视台花城FM等单位联合推出线上培训课程——"广州防疫志愿者培训系列微课程""广州防疫志愿者培训Q&A系列微讲堂"。

截至2020年3月1日，共推出《如何正确佩戴口罩和清洁手部》《如何开展心理疏导志愿服务》《秩序维护志愿者岗位要求》《如何开展科学普及志愿服务》《物资整理志愿者岗位要求》《如何开展网络文明志愿服务》《如何做好上岗前的基本准备及健康排查》等七门短视频形式的“微课程”和《防疫志愿者上岗前自我防护要求》《体温监测岗志愿者如何开展专业服务》《防疫志愿者的日常消毒工作应怎么做》《心理咨询岗志愿者如何开展专业服务》《信息排查岗志愿者如何开展专业服务》共五讲图文形式的“微讲堂”，供防疫志愿者开展线上学习。

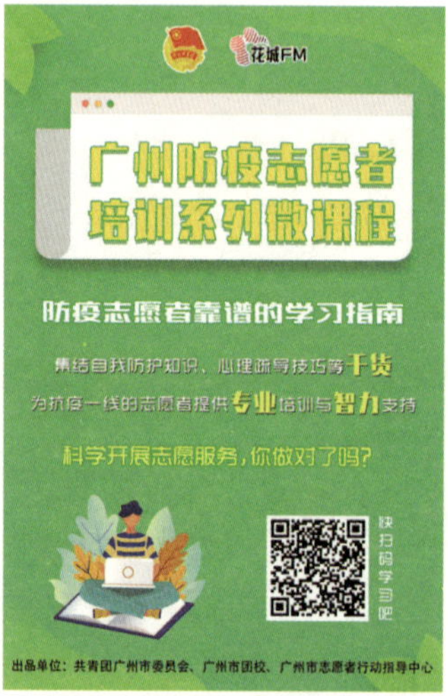
花城FM
广州防疫志愿者
培训系列微课程
防疫志愿者靠谱的学习指南
集结自我防护知识、心理疏导技巧等干货
为抗疫一线的志愿者提供专业培训与智力支持
科学开展志愿服务，你做对了吗?
快扫码学习吧
出品单位：共青团广州市委员会、广州市团校、广州市志愿者行动指导中心

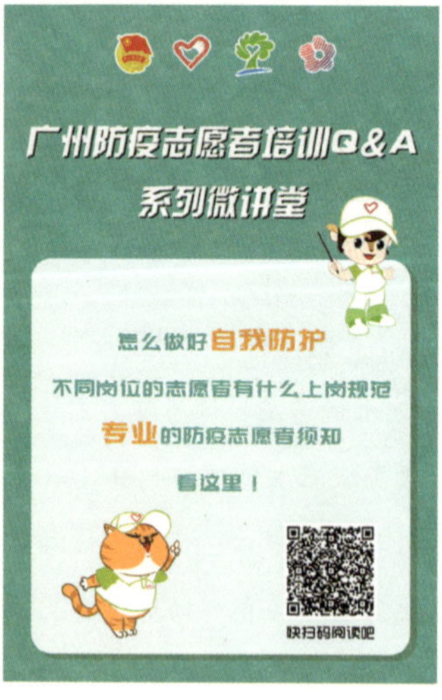
广州防疫志愿者培训Q&A
系列微讲堂
怎么做好自我防护
不同岗位的志愿者有什么上岗规范
专业的防疫志愿者须知
看这里！
快扫码阅读吧

“广州防疫志愿者培训系列微课程”“广州防疫志愿者培训 Q&A 系列微讲堂”宣传海报

志愿者可扫描此二维码关注“广州市团校”微信公众号，回复“防疫”二字，获取防疫志愿服务培训线上微课程

（二）线下培训

若确因特殊情况，需要开展线下培训时，务必重视培训场所消毒工作。参加培训人员须正确佩戴口罩，单次培训人数不宜超过10人，每人座位间隔1米以上。

三　组织管理要规范有序

（一）组织架构

科学合理设置防疫志愿者团队组织架构，一般情况下可设置以下职能小组：

1. 健康监测小组：每日对团队上岗志愿者体温进行监测，密切关注团队志愿者健康情况，收集汇总“健康排查”“每日一报”信息。

2. 后勤保障小组：负责防疫物资的领取、清点、发放和整理，按时订餐，联系安排上岗志愿者的接送车辆等。

3. 宣传记录小组：负责拍摄上岗服务照片、小视频等，做好归纳整理，撰写宣传文稿，在微信公众号等网络平台进行推广。

4. 心理关怀小组：须具备一定的心理学知识，密切关注团队志愿者的心理状况，发现问题及时安抚、开导志愿者。

每组6至10人，设组长一名、副组长一名，各组确定好轮岗名单或错峰排班名单，明确各成员职责、任务与服务目标。

（二）管理方式

1. 线上管理：移动互联网时代，线上方式已成为防疫志愿者团队管理、防疫志愿者线上服务必不可少的工具之一①，可借助微信、

①民政部. 社区“三社联动”线上抗疫模式工作导引（第一版）［EB/OL］.（2020-02-09）［2020-02-29］. http://www.mca.gov.cn/article/xw/ywdt/202002/20200200024224.shtml.

钉钉、QQ及其他App，实现线上零时差化统筹、协调、动员、排查、监测、宣传等日常管理工作。

2. 线下管理：提前做好分工→定时定点集中→签到→进行体温检测→做好上岗登记→发放防疫物资→做好个人消毒→穿戴防疫物资→交待注意事项→上岗→做好离岗登记→做好个人消毒→签退→离岗。原则上，须建立离岗汇报机制，志愿者离岗时，需要向团队负责人汇报是否发生防护不周、有无接触疑似/确诊病例、有无特殊情况等信息。

四 服务保障要细致到位

（一）物质保障

原则上，须参照一线工作人员标准为志愿者配备防护装备，提供口罩、手套、消毒用品等必要安全防护装备，落实志愿者防护举措，购买服务保险等。如团队面临防护物资不足、防护不到位情况，须向上级主管部门申请按需领取相关物资或完善防护条件；若无法满足最低防护要求，必要时须发出暂停防疫志愿服务的公告通知。同时应根据工作实际为防疫志愿者提供服务期间的交通、餐饮、轮岗休息等必要保障，并出具志愿服务证明①。

①共青团广东省委员会. 共青团广东省委员会、广东省卫生健康委员会、广东省志愿者联合会发布《广东省新冠肺炎疫情防控志愿服务工作规范（试行）》［EB/OL］.（2020-02-24）［2020-02-29］. https://www.chinavolunteer.cn/show/1058327.html.

案例2：“特定保险”为一线防疫志愿者保驾护航

为更好守护防疫志愿者，共青团深圳市委员会、深圳市义工联、深圳市志基会联合横琴人寿保险有限公司，为在市义工联登记并认定的深圳市志愿者（限1万人）及直系亲属（志愿者直系亲属不包括在此1万人中）捐赠防疫保险，该保险责任涵盖了因新冠肺炎疫情导致的身故保障以及确诊后的住院务工补偿等保障。另外，为进一步加强对全市防疫志愿者的保障，共青团深圳市委员会、深圳市义工联、深圳市志基会联合“益行关爱”公益平台等，向志愿者提供10万元的志愿者专属身故保障金，只要是60周岁以下参与抗击新冠肺炎疫情一线工作的深圳防疫志愿者都可以免费领取。上述举措，为防疫志愿者的人身安全提供坚强的支持保障。①

（二）精神激励

口头嘉奖、颁发荣誉证书、好人好事宣传、赠予纪念品、团队内授权、培训机会、作品署名权利、发自内心的微笑、亲切关怀问候、上岗打气等。

五 健康管理容不得马虎

1．每日一报：志愿者每日向团队负责人上报当天健康状况。

2．健康排查：每日上岗前进行体温检测等健康排查工作，做到身

①根据志愿深圳微信公众号2020年2月13日推文《你守护深圳，我们守护你丨@深圳战疫志愿者，请查收这份防疫保险》以及2020年2月22日推文《第二波保障温暖来袭丨益行关爱，为深圳志愿者健康保驾护航》整理。

体不适不上岗。若志愿者存在健康虚假申报情况，应指出其行为危害性，并报备上级主管部门。

3. 心理关怀：关注志愿者心理健康，适当关怀，舒缓心理压力。

案例3：广州开发防疫志愿者上岗前健康排查线上表单

为规范防疫志愿服务流程，保障志愿者安全有序开展活动，广州市志愿者行动指导中心结合志愿者需求，特别开发防疫志愿者上岗前“健康信息自我排查表”线上表单（如右图），要求志愿者每次正式上岗前皆需进行健康自我排查并填报此表，以便志愿服务组织方实时掌握志愿者健康情况，有针对性开展志愿者防护工作。这个表单为全市志愿者开展服务注入安全保障强心针，更能让志愿服务对象享受到更安全、专业的服务。

广州防疫志愿者上岗前“健康信息自我排查表”，扫描可获取详细表单

小链接：

志愿者健康信息自我排查表
（参考模板）

志愿者健康信息自我排查表

根据疫情防控志愿服务工作要求，请全体参与疫情防控期间志愿服务活动的志愿者在正式上岗前填写健康排查表。

请志愿者保证填写本表格的申报内容正确属实。

姓名 *

性别 *

- 男
- 女

年龄 *

联系电话 *

居住区域 *

请选择

居住街道及社区 *

近30日旅居史 *

- 武汉
- 湖北（不含武汉）
- 中国大陆省市
- 中国港澳台地区
- 国外

近14日接触史 *

- 有密切接触近期有湖北旅居史者
- 自我感觉曾与患者接触过
- 无

个人健康状况 *

- 自觉正常无不适症状
- 发热37.3℃以下
- 发热37.3℃（含）以上
- 干咳
- 乏力
- 其他不适症状

是否已了解广州市委市政府关于疫情防控的各项规定 *

- 是
- 否

是否已学习新型冠状病毒感染的肺炎防护知识和预防指南 *

- 是
- 否

是否已知悉身体出现不适时的报告途径 *

- 是
- 否

是否承诺服从疫情防控指挥机构和志愿服务队伍的统一指挥 *

- 是
- 否

是否承诺严守政治纪律、组织纪律、工作纪律 *

- 是
- 否

是否承诺坚决执行科学防疫和自我防护措施 *

- 是
- 否

是否承诺坚决执行科学防疫和自我防护措施 *

- 是
- 否

是否承诺本表格填报的所有内容真实有效 *

- 是
- 否

提交

超级赞　　举报

全数据提供技术支持

后记

《防疫志愿服务培训教材》是在新冠肺炎疫情背景之下，共青团广州市委员会迅速行动，着眼于服务全国抗击疫情的大局、提升防疫志愿者专业服务水平而编写的一本培训教材。

本教材主编为广州市团校、广州志愿者学院党总支书记杨成，执行主编为广州市团校副校长、广州志愿者学院副院长马发腾，执行副主编为广州市团校、广州志愿者学院吴冬华、李小娜，审校工作由广州市团校谢碧霞负责。

本教材分成三个部分，各部分编写人员为：

第一部分　志愿服务通用知识

第一章　认识志愿服务

甘荣通（广州市团校教师）

第二章　志愿服务发展历程

巫长林（广州市团校助理研究员）

第三章　志愿服务法律法规及政策

吴冬华（广州市团校、广州志愿者学院助理研究员）

巫长林（广州市团校助理研究员）

金　奇（广州市团校教师）

第二部分　防疫志愿者安全防护知识

第四章　认识传染病

李小娜（广州市团校、广州志愿者学院讲师）

谢碧霞（广州市团校讲师、《青年探索》编辑）

第五章　认识突发公共卫生事件

巫长林（广州市团校助理研究员）

第六章　防疫志愿者防护指南

李小娜（广州市团校、广州志愿者学院讲师）

第七章　防疫志愿者心理调适

王　静（广州市团校、广州志愿者学院讲师）

第三部分　防疫志愿服务专业知识

第八章　防疫志愿者岗位设置

李小娜（广州市团校、广州志愿者学院讲师）

王　静（广州市团校、广州志愿者学院讲师）

何艳棠（广州市团校、广州志愿者学院教师）

刘　婷（广州市团校、广州志愿者学院教师）

第九章　防疫志愿者团队管理

吴　瑾（广州市团校、广州志愿者学院教师）

刘　婷（广州市团校、广州志愿者学院教师）

谢栋兴（广州青年志愿者协会副秘书长）

本书的编写工作得到广州市卫生健康委员会团委、广州市疾病预防控制中心、广州市卫生监督所、广州市广播电视台花城FM、广州市志愿者行动指导中心、广州青年志愿者协会、12355广州青少年服务台、共青团黄埔区委员会、共青团从化区委员会、黄埔区青年志愿者协会、从化区青年志愿者协会等单位的支持与帮助，他们或提供专业指导，或提供宝贵意见，或提供图文素材，我们在此一并表示衷心的感谢！

广州市团校秉持“建设党在青年工作领域特色鲜明的政治学校”根本定位，以推进广州共青团事业和志愿服务科学化发展为己任。广州志愿者学院（以下简称“学院”）是全国首家由政府主导建立的主要从事志愿者培训、志愿服务理论研究的专业机构，与广州市团校合署办公。在共青团广州市委员会指导下，学院于2014年编创全国第一套《志愿服务岗位能力培训教材》，弥补当时全国没有规范化志愿者培训教材的空白。同时，近年编写出版了20余本专业志愿者培训教材，研发出120余门优质培训课程，形成了理论培训在线学习、实践性培训面授学习、专业领域培训体验式学习的特色培训模式。《防疫志愿服务培训教材》的编写正是学院探索志愿服务专业化发展的一项有益尝试，这也是全国第一本正式出版的防疫志愿服务培训教材。2020年是学院成立十周年，本书也作为建院十周年的献礼，以此致敬一直参与并大力支持学院工作的所有志愿者朋友们！

在新冠肺炎疫情中，广大防疫志愿者们积极响应党中央号召，挥